アルツハイマー認知症は抗ウイルス薬と帯状疱疹ワクチンで予防できる

松下　哲

三省堂書店／創英社

はじめに

孤発性老年性アルツハイマー認知症（以下、アルツハイマー認知症）は認知症のうちでは最も多く六〜七割を占め、世界中で深刻な社会の問題となっています。本症の病理は異常なタウ蛋白（ニューロピル、プレタングル、神経原線維変化）の蓄積、アミロイドβ沈着、神経細胞の層状脱落にまとめられます。異常なタウ蛋白の蓄積はプレタングルステージを除いて本症の臨床症状と並行します。プレタングルステージa－cではプレタングルが脳幹の青斑核に、ステージⅠa－Ⅰbでは青斑核から側頭葉の移行嗅内野までプレタングルが広がり、ステージⅠ－Ⅱでは神経原線維変化が移行嗅内野、嗅内野、海馬、嗅球（辺縁系）に、ステージⅢ－Ⅳでは側頭葉底部から側頭葉全体、島、前頭葉底部に、ステージⅤ－Ⅵでは前頭前野、一次知覚野、一次運動野、知覚連合野に、多くの場合アミロイドβ沈着を伴って分布するようになります。本症の症状は六五歳以降、一、もの忘れ、適切な言葉が出てこない、二、ひどくなるもの忘れ、迷子になる、三、論理的思考が難しくなる、家族や友人を認識しにくくなる、四、コミュニケーションができない、身の周りのケアが自分でできなくなり他人に頼るようになる、の四期にしたがって進行します。

本症はヘルペスウイルス感染症が原因で発病する病気であることがほぼ確実です。その裏付けとなる根拠は次の通りです。一、ヘルペスウイルス（単純ヘルペスウイルス、帯状疱疹ウイルス）が起こす辺縁系脳炎とステージⅠ－Ⅱのアルツハイマー認知症の病変部位が一致する。二、単純ヘルペスウイルス感染は生後徐々に増え、中高年者はほぼ一〇〇％感染を経験する。三、アルツハイマー認知症の脳には単純ヘルペスウイルスが検出できる。四、感染しても発疹が出るのは半数以下で、残りの過半数は感染していても無症状である。五、ウイルスはアルツハイマー認知症の危険因子アポＥ４に親和性がある。六、ウイルスは症状がなくても増殖し続け、後に悪影響をおよぼす。七、アルツハイマー認知症の異常タウの蓄積、アミロイドβ沈着はヘルペスウイルス感染の結果と思われる。八、単純ヘルペスウイルスと帯状疱疹ウイルスとは交差免疫（一方に免疫ができればもう片方にも免疫ができる）がある。九、疫学研究は抗ウイルス薬・帯状疱疹ワクチンがアルツハイマー認知症を予防することを実証する。

目次

第一章 アルツハイマー認知症

アルツハイマー認知症の臨床

アルツハイマー認知症は認知症のうちでは最も多く六〜七割を占めます。他には家族性アルツハイマー認知症、若年性アルツハイマー認知症、血管性、レビー小体病、前頭側頭葉認知症、アルコール中毒などがあります。アルツハイマー認知症は六五歳以降に発症し、八〇歳代で最も多くなります。日本では、高齢者に占める認知症の割合が一定のままなら、二〇三〇年には七四四万人（小学生の人口と同じ）で、二〇五〇年には七九〇万人に達し、高齢者の五人に一人になり、誰もが関わる身近な病気になっています。日本ではアルツハイマー認知症はデイケア、グループホーム、ケアハウス、特別養護老人ホームなどの施設に多く、大学病院で診ることは、定期検診を除いて少なくなっています。在宅で看取ったアルツハイマー認知症の配偶者が、次にアルツハイマー認知症になって施設に入居し、介護を受ける話は稀ではありません。

アルツハイマー認知症は症状によって次の四期に分けています。

きわめて早期：もの忘れ、適切な言葉が出てこない、判断力が低下する。

初期：もの忘れがひどくなる、迷子になる、お金の取扱いや請求書の支払いに問題が生じる、同じ質問を繰り返す、日常の作業をこなすのに時間がかかる、物をなくしたり、おかしな場所に置き忘れる、感情および人格の変化をきたす。

中期：論理的思考が難しくなる、感覚の認識や思考の障害をきたす、家族や友人を認識しにくい、新しいことが覚えられない、着衣困難、新しい状況に対応しにくい、幻覚、妄想、衝動的行動が出現する。

末期：コミュニケーションができない、身の周りのケアが自分でできなくなり他人に頼る、寝たきりになる、手の代わりに口を近づけたり吸う動作をする、けいれんが発作的に起こったり、四肢の関節が曲がったり、伸びたままで固くなる、嚥下障害、無呼吸発作が起こる。

大多数の人たちの直接死因は、食欲不振による栄養の低下、嚥下障害からくる誤嚥性肺炎や尿路感染症、褥瘡（床ずれ）などの細菌感染症ないしはインフルエンザ、ノロウイルス、帯状疱疹などのウイルス感染症と、その後に起こる免疫力の低下によります。そのほか、併発する疾患や、認知症と直接関係のないクモ膜下出血、心筋梗塞、大動脈解離、動脈瘤破裂、それに脳幹の病変からと思われる突然の呼吸停止で急死することがあります。病悩期間は、五．八年から二〇年、平均ないし中央値で八年から一一年と報告されています。

アルツハイマー認知症の病理とタウ蛋白

中枢神経系の神経細胞は個々人と同じく終生にわたって生存し、欠陥のある蛋白質や毒性を持つ代謝産物を処理する能力があります。ですから異常なタウやアミロイドβのような異常蛋白質が神経細胞の内外に溜まってしまうことは、神経細胞にとって異常で予期しない出来事だと言えます。アルツハイマー認知症における異常なタウで言えばそれらはニューロピルＮＴ（Neuropil Thread）、プレタングル（Pretangle）、神経原線維変化ＮＦＴ（Neruro Fibrillary Tangle）になり、それらは最初毒性がなく、症状も示しません。アルツハイマー認知症の異常なタウは、系統発生、個体発生の順序で広がってゆきますが、系統発生、個体発生上早期の部位ほど病変に対して抵抗しているのがみられます。

ヒト脳の構造

ヒト脳は哺乳類以降の大脳皮質で神経細胞分布が六層構造を示す新皮質・イソ皮質（Isocortex）と、哺乳類以前の動物にみられる六層構造をとらないアロ皮質（Allocortex）から成ります。アロ皮質は嗅球から嗅覚情報を受け取り、海馬や嗅内野などから成る辺縁系（第12図38ページ）とともに、イソ皮質のⅠ－Ⅲ層とⅤ－Ⅵ層へ情報を送ります。これらアロ皮質（マイネルト核、前縫線核、青班核）は新皮質の活動を支えます。

哺乳類以前の動物、つまり恐竜が跋扈して夜間にしか活動できなかった原哺乳類では、嗅覚情報を扱うアロ皮質・嗅内野が大きいのに反して、新皮質や連合野は小さく、扱う情報も少なく、新皮質・側頭葉と嗅覚情報系を結びつける組織は未発達に留まります。哺乳類・霊長類に属するヒトの脳でも嗅覚系は退化しています。ヒトおよび高等霊長類では、一次知覚野や運動野がより分化し、新皮質の連合野がとくに拡大し、洗練されてきています。

神経細胞

ヒト脳の新皮質の神経細胞は髄鞘化が遅れます（第1図）。髄鞘化されるとアルツハイマー認知症の進展に抵抗性が生じます。髄鞘が厚くなると電気抵抗が減って情報伝達に要するエネルギーが省力化できます。小児の知能の発達は髄鞘化に並行し、脳の容積には比例しません。脳の進化では嗅覚から視覚への転換が起こり、嗅内野神経細胞の髄鞘化も遅れます。霊長類でも中年になると神経原繊維変化ＮＦＴが生じますが、新皮質が未発達で長生きでない動物では

第１図　神経細胞の模式図

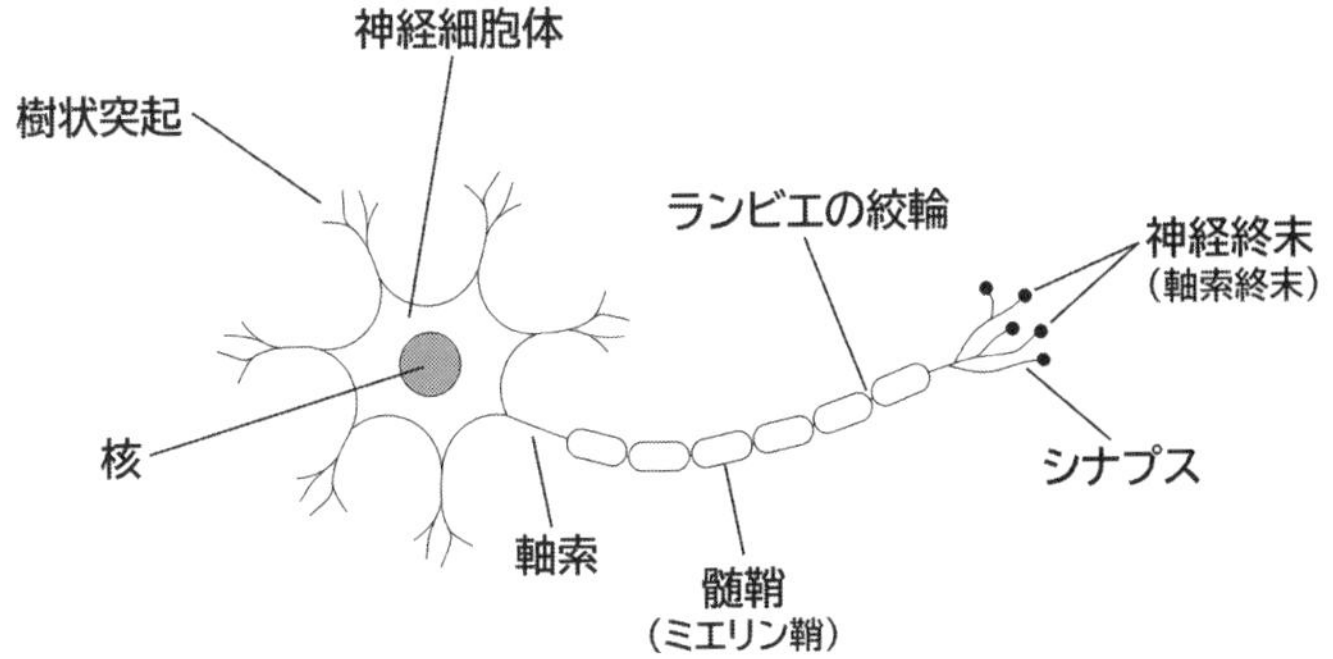

軸索はミエリンという脂肪が多い蛋白から成る髄鞘で覆われ、電気伝導度が高められている。軸索の終末にはシナプスがあり、電気信号によって情報伝達物質が分泌され、隣接する神経細胞に情報を伝える。
軸索は電気信号を伝えるほか、神経細胞体で作られた蛋白を神経終末へ輸送したり、分解された蛋白老廃物を逆方向に輸送する役目があり、これを軸索輸送と言う。

アルツハイマー認知症まで進展がみられません。

神経原線維変化ＮＦＴ（Neuro Fibrillar Tangle）

ドイツ・バイエルン州の精神医学者アロイス・アルツハイマーは、フランクフルト在住で生前認知症を呈した、五一歳の女性アウグステ・Ｄの脳に、それまで記載のない神経原線維変化ＮＦＴ（Neuro Fibrillar Tangle）を発見します（第２図）。

彼女は重い精神症状を呈する若年性アルツハイマー認知症を患っており、一九〇一年アロイス・アルツハイマーに初めて診察を受け、一九〇六年に彼女は亡くなります。彼女の大脳皮質には、鍍銀染色で神経

第２図　神経原線維変化 NFT（Neuro Fibrillar Tangle）と老人斑アミロイドβの光顕像

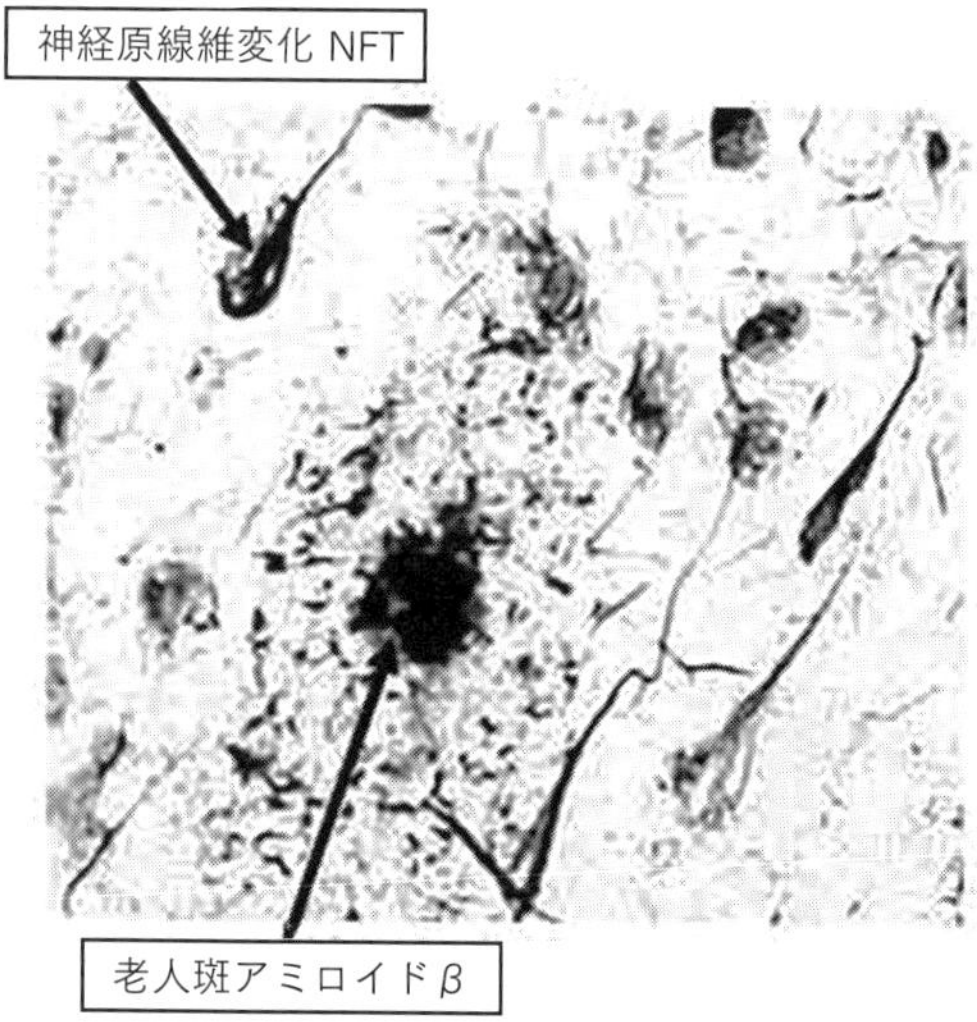

細胞外に溜まる巣状の粟粒、後年老人斑（第２図）と呼ばれる病変とともに、神経原線維変化ＮＦＴが細胞内に分布し、新皮質二、三層神経細胞の層状脱落が認められました。

アミロイドカスケード仮説

コリン作動性神経細胞の障害でアセチルコリンが不足し、アルツハイマー認知症が起こる、いわゆるコリン作動性仮説は一九七〇年代から一九八〇年代までを風靡し、アセチルコリンの分解を防ぐ抗認知症薬ドネペジルを生み、また本症ではグルタミン酸受容体の障害が起こっていることから、この受容体の拮抗薬メマンチンが発売されます。一九八〇年代半ばには、孤発性アルツハイマー認知症と家族性アルツハイマー認知症およびダウン症で画期的な発見、つまり**老人斑を構成するアミロイドβ**（第2図）が発見され、アミロイドβの蓄積がアルツハイマー認知症の原因だとする**アミロイドカスケード仮説**が生まれます。アミロイドβは**アミロイド前駆蛋白質ＡＰＰ（Amyloid Precursor Protein）**が**βセクレターゼ**（β secretase）により数回切断されて生じます。この酵素活性が亢進し、アミロイドβが過剰に蓄積して認知症を生ずるという考え方です。実際、ダウン症では、アミロイド前駆蛋白質ＡＰＰ（Amyloid Precursor Protein）の遺伝子*APP*が位置する二一番染色体が重複し、*APP*が過剰発現するため、認知症がタウの凝集でなく、アミロイドβの蓄積で始まります。

アルツハイマー認知症のステージ分類（Braak Tredici 1991, 2016）

一九九〇年代、タウ蛋白はアミロイドカスケード説の下流に留まっていましたが、アミロイドβの病理が解明されるにつれ、認知障害などの臨床症状と必ずしも並行しないことが判明してきます。ドイツの神経病理学者ブラーク夫妻は、代わってニューロピルＮＴ（Neuropil Thread）、プレタングル（Pretangle）、神経原線維変化ＮＦＴ（Neruro Fibrillary Tangle）など、凝集タウという言葉に一括される病変がアルツハイマー認知症の進行度と並行することを発見し、プレタングルステージａ－ｃ、Ⅰa－Ⅰbに加えて、神経原線維変化ＮＦＴを**六つのステージ**

Ⅰ、Ⅱ、Ⅲ、Ⅳ、Ⅴ、Ⅵに分類することを提案します（第3図）。

さらにブラークらはアルツハイマー認知症の症状や障害が、個々の症例で速度は異なるものの、**ステージ分類に沿って一様に進行する**ことを観察します。

最初期の病変は、一〇歳前後、思春期前を発端として、**脳幹にある青斑核**から大脳皮質へ情報を伝える**投射神経細胞**（projection neuron）の近位軸索（第4図）に、無症状のプレタングルステージa－cとして始まります。アルツハイマー認知症は六五歳から八〇歳代にかけて発病する病気ですが、**五〇年以上におよぶ潜伏期**を持つ病気だということになります。

三叉神経節、三叉神経核などにも存在し、痛覚に関わる神経細胞は視床と青斑核に情報を投射する投射神経細胞から成ります。投射神経細胞の軸索（微小管の束で構成される）には末端のシナプスへの蛋白質の順行輸送と代謝産物の逆行輸送を行う機構が備わっていますが、病的蛋白質の処理機構は備わっていません。投射神経細胞体および軸索には、最初、可溶性の異常タウが蓄積し、投射神経細胞自体においては、次第に不溶性となり、神経細胞体の大部分を占めます。しかし、軸索は病的蛋白質の処理ができないため、可溶性でゲル状の異常タウが長期にわたって残存することになります（Braak 2011）。

各ステージの例数をドイツの大学病院・コホート二三三二例（ダウン症、嗜銀顆粒性認知症、変異遺伝子による認知症を除く）について示しますと、ステージ0（一〇例、〇．四％）

第３図　脳縦断面でみたアルツハイマー認知症の神経原線維変化ステージ分類、ステージ 1a,1b,I-II 以降は濃度に従って病変が進行する（Braak Tredici 1991, 2016）

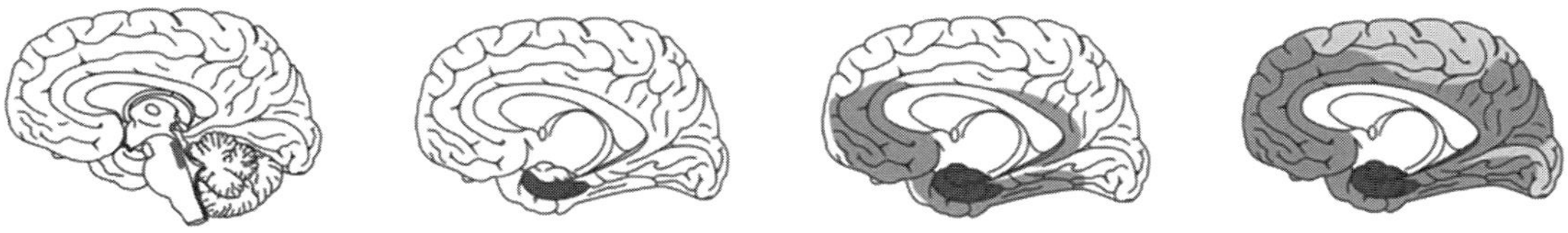

ステージ a-c ではプレタングルが青斑核に、ステージ 1a, 1b ではプレタングルが移行嗅内野に、ステージ I-II では神経原線維変化が移行嗅内野、嗅内野、海馬（第５図）、嗅球に、ステージ III- IV では側頭葉底部から側頭葉全体、島、前頭葉底部に、ステージ V- VI では前頭前野、一次知覚野、一次運動野、知覚連合野に分布する。

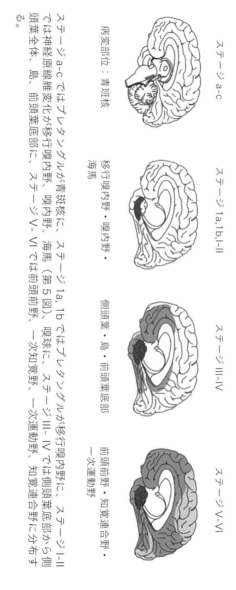

第４図　プレタングルステージにおけるプレタングルの青班核から移行嗅内野（第５図参照）**へかけての分布**（Braak Tredici 1991, 2016）

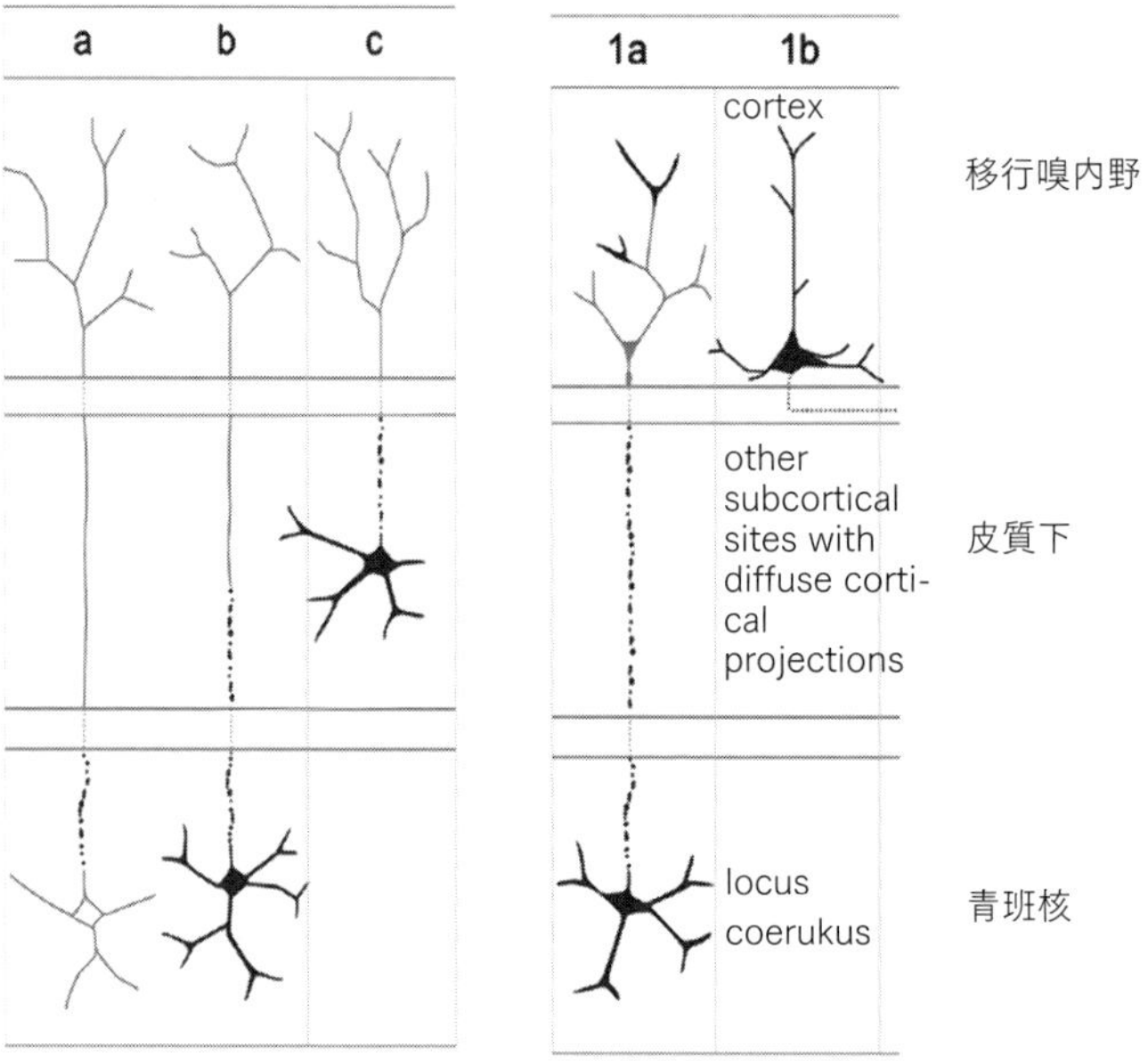

a：青班核にある投射神経細胞の近位軸索にプレタングルを生じる。b：プレタングルが神経細胞本体と近位軸索に広がる。c：皮質下の非視床神経核（縫線核、中脳被蓋、視床下部乳頭体、マイネルト核）にプレタングルが分布する。a-c では皮質下に病変が限局している。1a：青班核神経細胞本体から移行嗅内野に投射される軸索の全体までプレタングルが広がる。1b：移行嗅内野の神経細胞にプレタングルが分布する。

第５図　ブラークステージⅡの移行嗅内野（transentorhinal region）、**嗅内野**（entorhinal region）、**海馬**（hippocampus）**を示す**（Braak 2018）

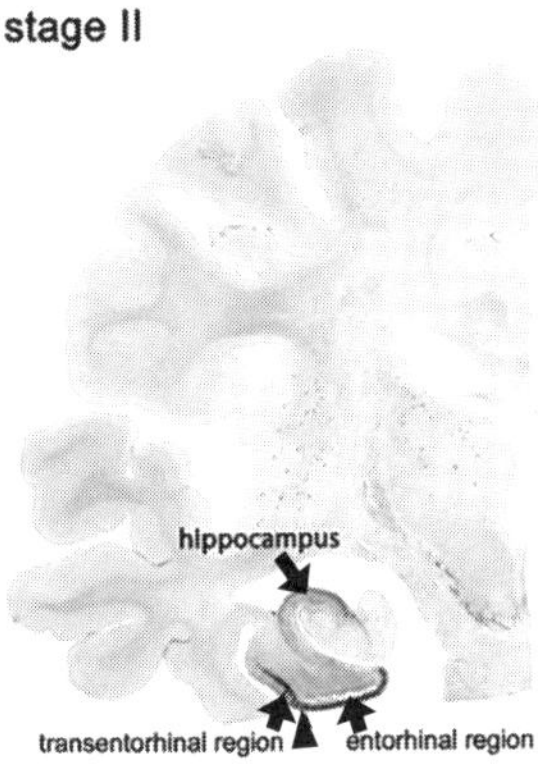

ステージａ－ｃ（五八例、二五％）ではプレタングルが青斑核の神経細胞近位軸索から神経細胞自体に、ステージⅠa－Ⅰb（二七四例、一一・七％）では青斑核から移行嗅内野に投射される軸索全体までプレタングルが広がり、移行嗅内野の神経細胞自体にもプレタングルが分布します。ステージⅠ（五八九例、二五・二％）では神経原線維変化が側頭葉移行嗅内野に、ステージⅡ（四九七例、二一・三％）では神経原線維変化が嗅内野、海馬、嗅球に出現します。**海馬が新皮質との情報交換が損なわれるため、記憶障害、実行機能障害が現れます。**神経原線維変化は、ステージⅢ（四九一例、二一・〇％）では側頭葉底部、ステージⅣ（一九一例、八・二％）では側頭葉全体、島、前頭葉底部に現れ、ステージⅤ（一三八例、五・九％）では前

頭前野と一次知覚野に、最後のステージⅥ（八四例、三・六％）では一次運動野、知覚連合野に、多くの場合アミロイドβ沈着を伴って分布するようになります。アルツハイマー認知症の患者数はこれら各ステージの例数を累積した数字になるので、九六・六％のコホートが罹患していることになります。最後にアルツハイマー認知症が発症する**六五歳以前に脳の病理は既にステージ1a－1b、ステージⅠ－Ⅱまで進んでいる**ことに注意してください（Braak 二〇一一）（第6図Aと第7図）。

脳幹に位置する青斑核は、系統発生上でも個体発生上でも早期に発生し、脳を賦活化するノルアドレナリンを分泌し、嗅球や大脳、小脳、脊髄に投射線維を送ります。それらはセロトニン作動性の縫線核、ドパミン作動性中脳被蓋、ヒスタミン作動性視床下部乳頭体、基底核に属するコリン作動性のマイネルト核にまでおよびます。これらの神経核は**身体の外部・内部の知覚情報が集中する視床**と区別して、**非視床神経核**（nonthalamic nuclei）と言います。

これら、非視床神経核は系統発生上でも個体発生上でも、晩期に発生し、新皮質・大脳に強力な投射線維を送る役割に適応しています（Rapaport*）。非視床神経核の軸索の先端に位置するシナプスは、共通して**非接合性シナプス瘤**（nonjunctional varicosities）（Agnati）（電気的興奮で情報が伝わるのではなく）により、情報を細胞外液のイオン強度の変化、いわばホルモン的に伝えます。異常なタウの伝播は、これと反対に神経細胞間を選択的、特異的に起こると

第６図　リン酸化タウ（AT8 免疫染色）**とアミロイドβ沈着の年齢別分布**（Braak 2011）

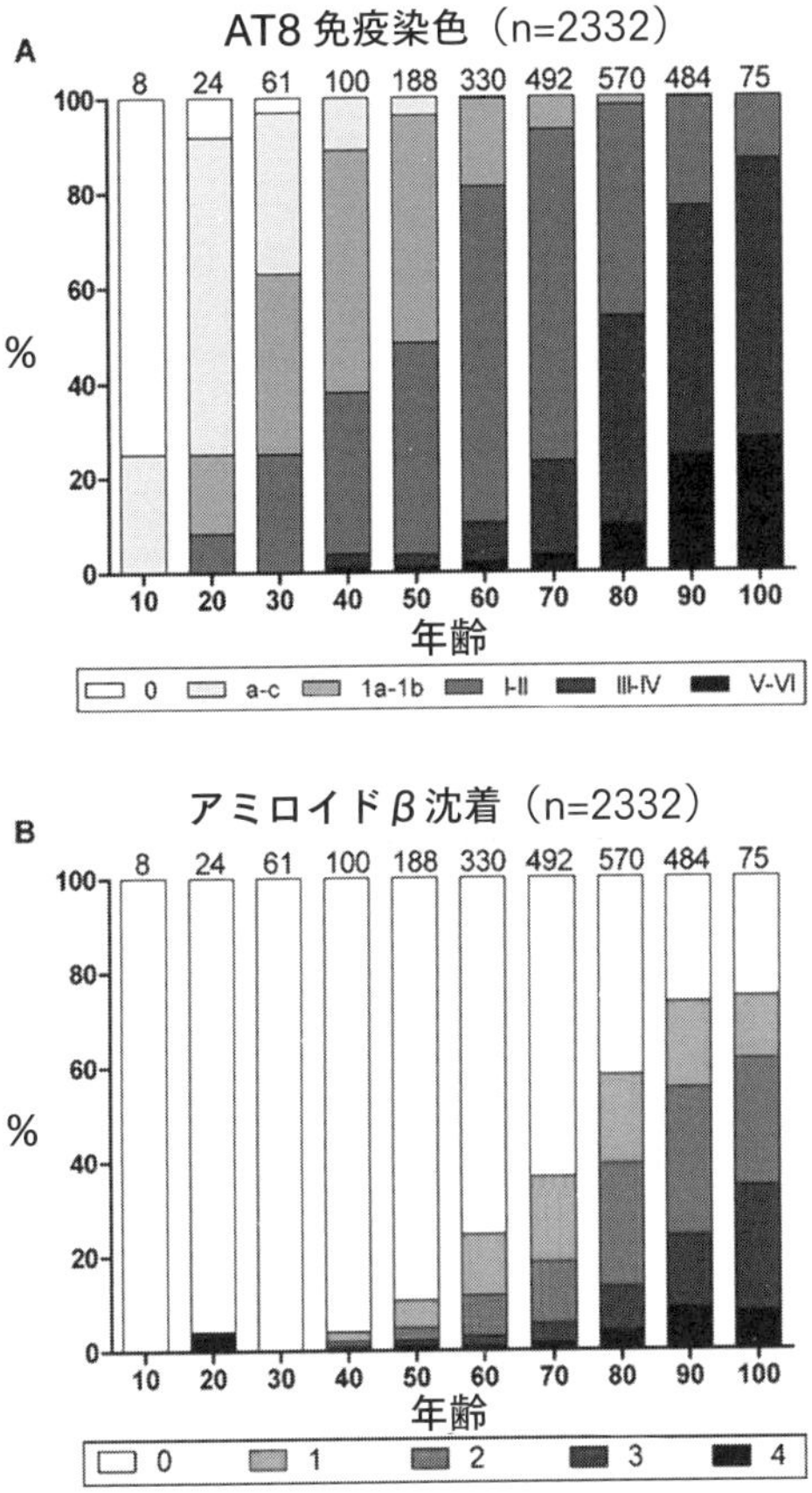

色が濃くなるにつれステージが進む。
A 図：リン酸化タウステージ 1a-1b、ステージ I-II はアルツハイマー認知症が起こる 65 歳以前に既に始まっている。B 図：アミロイドβ沈着は 40 歳前後にプレタングルステージ 1a-1b から始まる。アミロイドβ沈着はリン酸化タウの半数以下にしか起こらない。

第７図　凝集タウ（AT8 免疫染色）**でみたアルツハイマー認知症ステージの年齢分布**（Braak 2011）

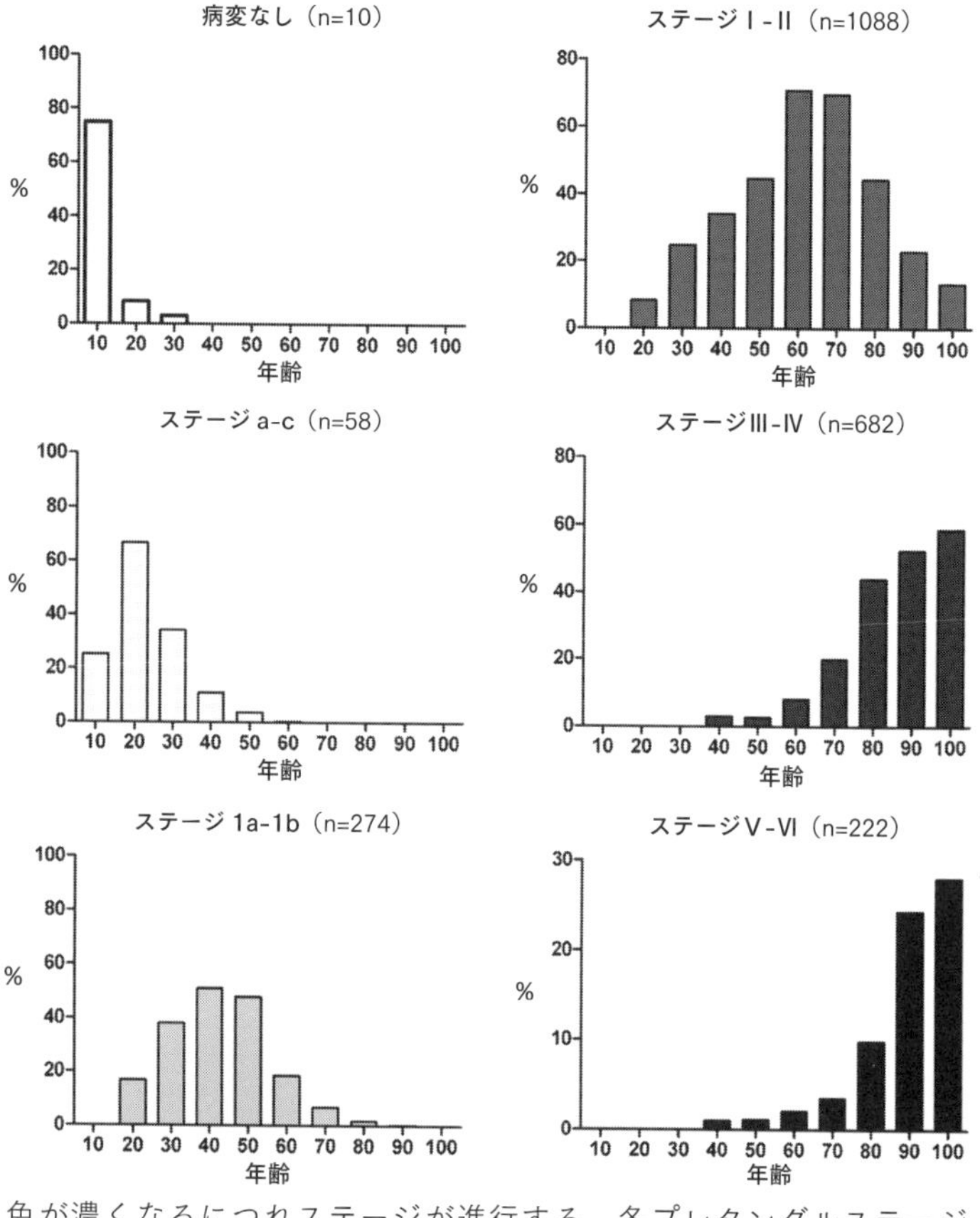

色が濃くなるにつれステージが進行する。各プレタングルステージ（左中・下段）a-c、1a-1b は大部分が 50 歳未満である。神経原線維変化が現れるステージⅠ-Ⅱ（右上段）は 20 代から始まり、60 歳前後が最も多い。ステージが進行するⅢ以降（右中・下段）は大部分が 70 歳以上である。

考えられ、これら一連の非視床神経核の経路は経ないものと考えられます。

＊米国国立老化研究所の神経科学者ラポポルトは、アルツハイマー認知症はヒト脳が「遺伝子重複により急速に進化した結果」により起こると主張します。「進化が急速に起こっている部位」は、大脳新皮質連合野および、その連合野と連絡するアロ皮質・海馬、マイネルト核、扁桃核に当たり、ここに「アルツハイマー認知症の病変」が起こっていると指摘します（Rapoport 1900, 1988, 2011）。

青斑核は九〇％以上を同側に情報を出力し、アルツハイマー認知症の病理も思春期より前にプレタングルステージaとして同側に現れます。プレタングルステージbでは反対側にもプレタングルが現れます。青斑核では同時に全部の神経細胞がプレタングルステージa－cに陥るのではなく、最初は少数の神経細胞だけがプレタングルを有し、他の神経細胞は、末期のステージでも、プレタングルフリーの状態を保ち、神経細胞脱落を免れ、例外的に保全されます。

ステージⅠで病変を示す移行嗅皮質は系統発生上でも個体発生上でも晩期に発生する新皮質や嗅内野、基底核のマイネルト核とを繋《つな》ぐ役割を持っています。

アルツハイマー認知症の病理は、系統発生、個体発生の順番に倣って進行します。また個々の神経細胞の病理も、発生上の順番に進行し、軸索の成熟・完成度の指標となる髄鞘化と同じ順番で進行します。

第８図　６種類のタウ同位体（Guo 2017）

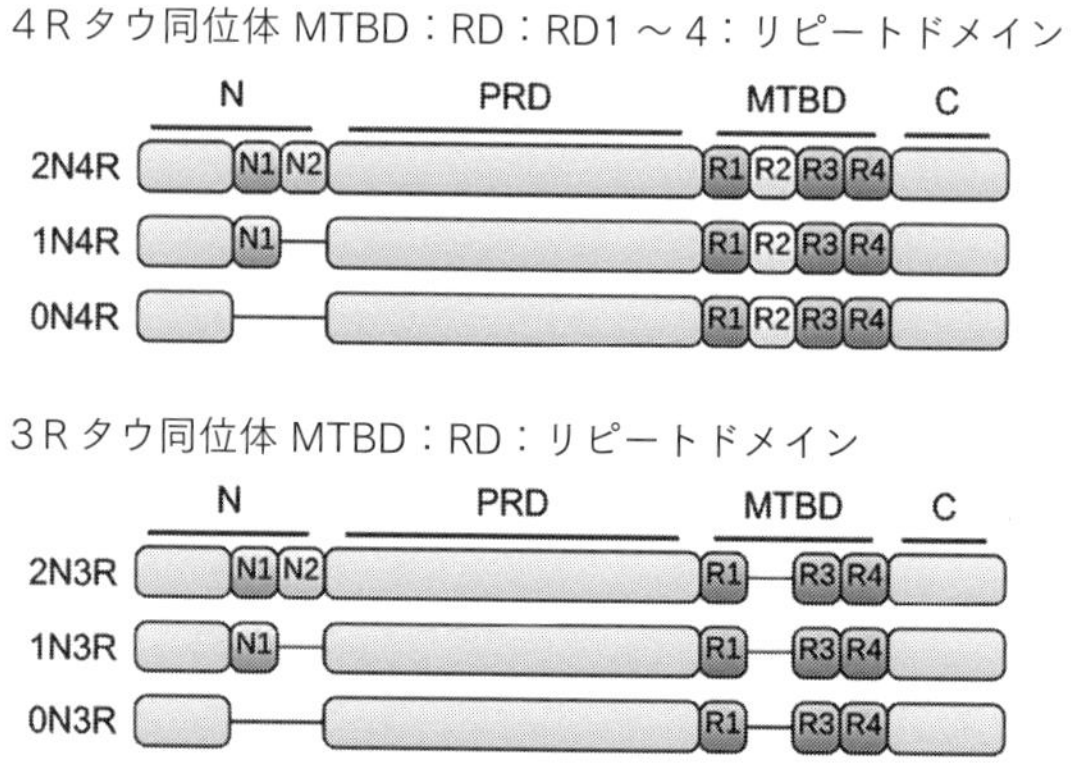

４Ｒタウ同位体 MTBD：RD：RD1 ～ 4：リピートドメイン

３Ｒタウ同位体 MTBD：RD：リピートドメイン

MTBD は微小管に結合するドメインと命名されている。これは不適当な名前で、冷却電顕で観察すると（第 10 図）MTBD RD は不定形コイル状で微小管とはわずかに接しているだけで、単離しても結合能は非常に低い（Mandelkow2012）。

これらプラークらの提案は、それまでのアミロイドカスケード仮説に見直しを迫りますが、他方アミロイドβと凝集タウが炎症、血管障害などによる神経細胞の障害においては、**互いに影響し合って症状**を呈するのではないか、という新しい考え方ももたらします。

アルツハイマー認知症では不溶性のアミロイドβが**神経細胞の外**に沈着します。一般に神経系の細胞では可溶性のアミロイドβが産生されますが、それらは急速に処理されてしまい、不溶性となって沈着するのは例外です。中枢神経系の灰白質の神経細胞に限ってアミロイドβが不溶化・凝集するのです。アミロイドβの前駆体ＡＰＰは軸索上を順行輸送され、情報伝達物質を分泌するシナプス前部に達します、シナプス前部はＡＰＰを分解する酵素を有し、凝集しやすいアミロイドβを産生する能力があります。アミロイドβは大脳皮質に分布する血管や絨毛膜の血管や基底膜にも存在し、脳のアミロイド血管症を起こすことがあります。

アミロイドβ沈着はタウの凝集に先立って起こるのではなく、またタウ凝集が最初に起こる短い軸索の神経細胞の周囲に起こることもありません。アミロイドβ沈着は四〇歳前後、プレタングルステージⅠa、Ⅰbでようやく僅かにみられ、全体を通じてアミロイドβ沈着が起こる例数は（一〇三一例／二三三二例、四四．二％）と過半数に達しません。

脳の中で淡蒼球は唯一アミロイドβ沈着が起こらない部位ですが、このことは淡蒼球が青斑核からの投射神経の軸索を受けないことと符合します。

変異タウ遺伝子とタウオパチー

一九八〇年代後半から一九九〇年代前半にかけてアルツハイマー認知症に並んでタウ蛋白が、認知症をきたすピック病、前頭側頭葉変性症ＦＴＬＤ、進行性核上麻痺ＰＳＰに関わっていることが分かります。これらの疾患はアミロイドβ病変を欠き、タウ同位体では３Ｒ、４Ｒ（第８図）が同数だったり片方が多かったりしています。一七番染色体に位置するタウ蛋白遺伝子では変異が起こっていて（P301L，V337L，G272V，R406W など）、これらの疾患群をまとめてタウオパチーと総称するようになりました。

コラム　変異遺伝子

遺伝子はＤＮＡで構成されています。ＤＮＡは強酸性のデオキシリボ核酸とそれを中和する塩基性のシトシンＣ、チミンＴ、アデニンＡ、グアニンＧから成り、蛋白質を構成するアミノ酸は四つのＣＴＡＧの組み合わせのうちの三つで決定されます。通常のＣＴＡＧの組み合わせが変わってアミノ酸が変わるのを遺伝子変異と言い、変異を来した遺伝子を変異遺伝子と言います。例えばP301Lはタウ蛋白の三〇一番目のアミノ酸がプロリンＰからロイシンＬに変わっているのを言います。

タウオパチーをよく調べてみると、アミロイドβ病変を伴わなくても変異タウ単独で神経原線維変化・凝集タウや臨床的に認知障害をきたすことが判明します。タウオパチーの臨床や病理は複雑多様です。例えばP301Lの変異でも、定型的な前頭側頭葉変性症ＦＴＤＰのほか、皮質基底核変性症や前頭側頭葉変性症FTDP-17を家族内にみることから、その生化学的プロセスが単純なものではないことは明らかです。

アルツハイマー認知症とタウオパチーにおけるタウリン酸化

異常で凝集した蛋白質の沈着はアルツハイマー認知症を含むタウオパチーと言われる脳の変性疾患に共通してみられます。病的なタウ蛋白を巡っては、タウオパチーの治療を目的として様々な生化学的研究がなされてきました。ここでは、タウ蛋白の分解、凝集、代謝、微小管の安定化について述べるとともに、タウ蛋白の生理的機能、タウ蛋白のリン酸化、アセチル化などについても触れます。

タウ蛋白の分離と局在

タウ蛋白は豚の脳から熱に安定で、水によく溶け、微小管関連蛋白として抽出されます。タウの物理化学的性質を解明した二つの報告で、タウはリン酸化されているのが判明します。一九八三年、リン酸化はサイクリックＡＭＰ依存性リン酸化酵素やカゼインリン酸化酵素を含むリン酸化酵素によりタウの複数の部位に起こることが判明します。

タウ蛋白は（他の蛋白質が連なったアミノ酸が折りたたまれて特有の立体構造をとるのとは異なり）アミノ酸が連なる一本鎖のままで存在し、他の蛋白質とダイナミックに反応します。タウ蛋白は神経細胞にだけ、それも軸索と微小管に多く分布し、神経細胞の新生、分化、脱分

第９図　微小管とタウの関係（Guo 2017）

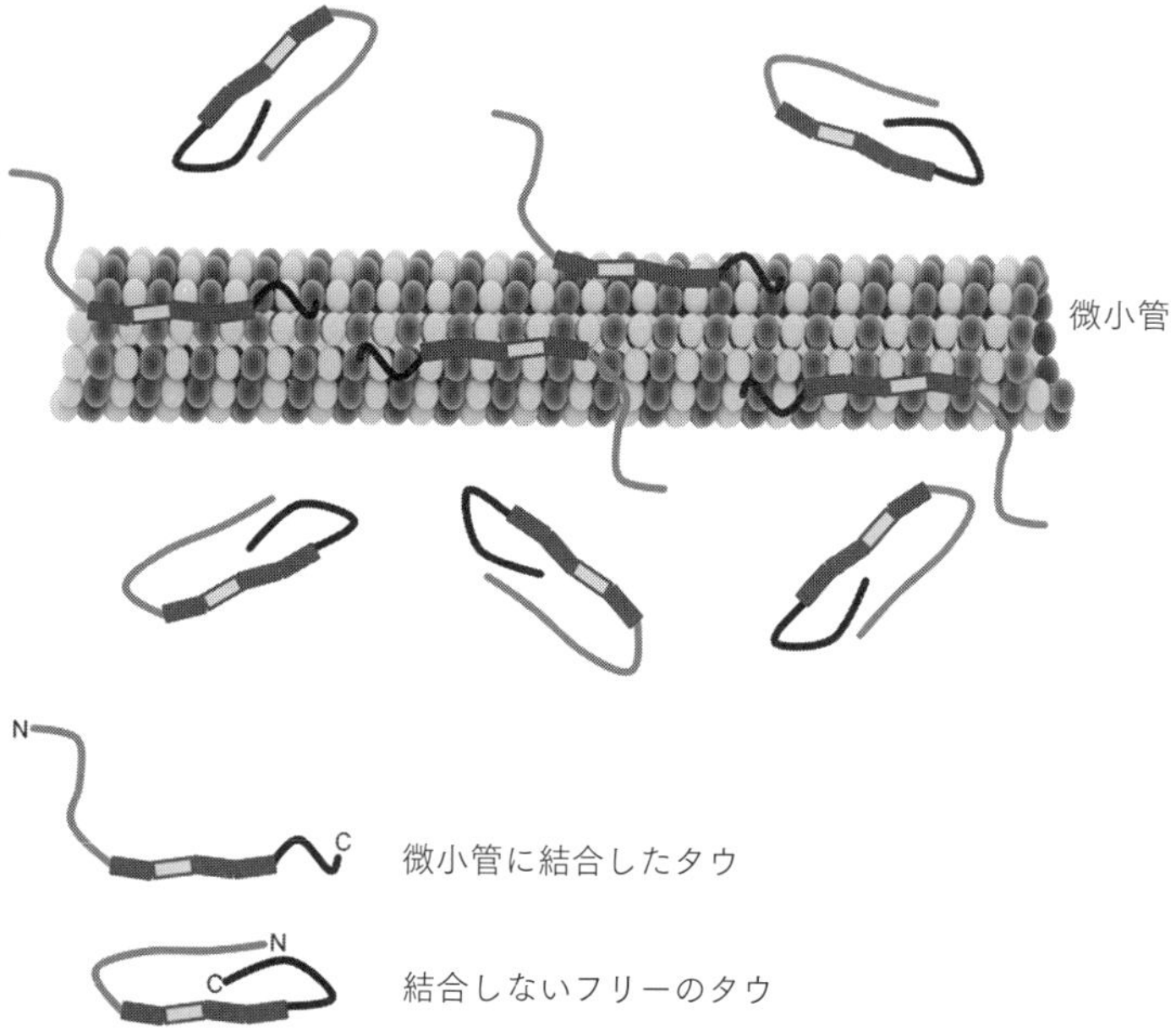

タウは軸索と微小管に多く分布し、神経細胞の新生、分化、脱分極、再分極、細胞内輸送に与る。このなかでいちばん重要なタウの機能は微小管を覆うスペーサーとしての役目である。つまり 1、微小管経由の蛋白質や小胞体の輸送を制御し、2、微小管を安定させて細胞骨格の役目を担えるようにする。

タウはフリーの状態ではアミノＮ末端ドメイン、カルボキシＣドメインが屈曲してクリップ様になり、微小管に他の蛋白が結合しやすくなる。タウが微小管に結合するとアミノ末端Ｎドメイン、カルボキシドメインＣが激しく動いて他の蛋白が微小管に結合するのを妨げる。

第10図　冷却電鍵による微小管、タウ、キネシンの関係
（Mandelkow 2012）

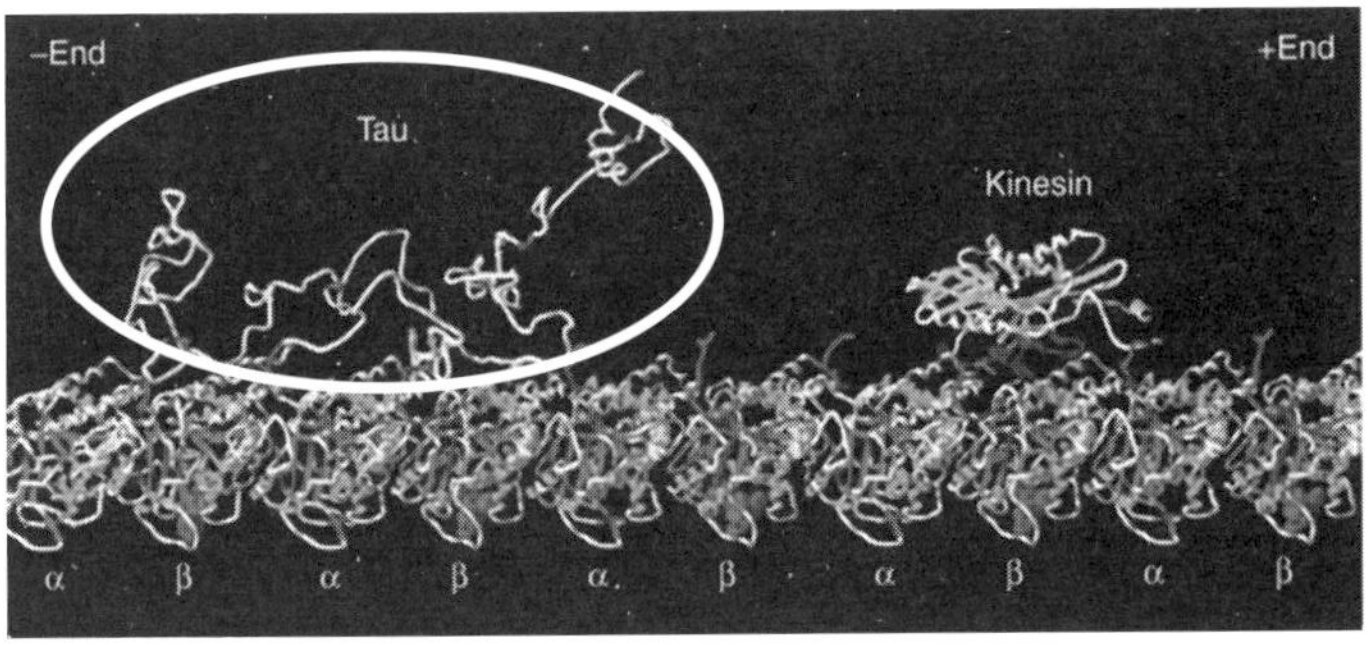

タウのMTBD RDは微小管とわずかに接しているだけで、結合しているわけではない。

極、再分極、細胞内輸送に与ります。このなかでもいちばん重要なタウの機能は微小管を覆うスペーサーとしての役目です（第9図）。つまり一、微小管経由の蛋白質や小胞体の輸送を制御し、二、微小管を安定させて細胞骨格の役目を担えるようにします。

タウ蛋白は、約八〇のエクソン（蛋白質のアミノ酸配列を決めるDNAのCTAG塩基配列）が確認されており、一、アミノ末端（N末端）の翼状のドメイン（蛋白質の活性部分を言います）、二、微小管に結合する四つのMTBDリピートドメインRD、それに三、カルボキシ末端（C末端）ドメインの三つからなります（第8図）。MTBD（Micro Tubule Biding Domain）は微小管に結合するドメインと命名されていますが、これは不適当な名前で、冷却電顕で観察すると（第10図）MTBDは不定形コイル状で微小管とはわずかに接しているだけで、単離しても結合能は非常に低いのです。タウ蛋白の同位体（DNAコード読み出しの違いにより生じ、機能は同じだが蛋白質のアミノ酸配列が異なる）は、アミノ末端の0N、1N、2N、とリピートドメインのR3、R4の組み合わせで、計六種類あります。タウ同位体は、胎児では3Rが多く、成人では3R、4R半々で、3Rは4Rが重合するのを防ぎます。

リピートドメインRDのアミノ末端側はβシート（板状の形態）になりやすく、PHFのコアになっていますが、詳細は未解明です。タウ蛋白は微小管に結合するとアミノ末端Nドメイン、カルボキシCドメインは激しく動いて他の蛋白質が微小管に結合するのを妨げます。

タウ蛋白は極めて親水性で、mM（ミリモル）単位で水に溶けますが、細胞質内ではμM（マイクロモル）単位と非常に薄い濃度で存在します。しかし、塩基性のリピートドメインRDが陰イオンや核酸で中和されると容易に凝集します。この場合、リピートドメインRDが結合している微小管は、タウが凝集しないように作用します。微小管のチュブリン二分子は一分子のタウと対応があり、タウは微小管の表面を覆っている計算になります。実際には、微小管結合ドメインMTBDを挟んだアミノ末端ドメイン、カルボキシドメインが開いた形となり、タウは等間隔で分布します。またアミノ末端ドメイン、カルボキシドメインは微小管フリーの状態では屈曲してクリップ様の構造を呈し、他の蛋白が微小管に結合しやすくなります（第9

図）。シナプスの増減などで、微小管が伸長・収縮する場合、タウ蛋白はそれに応じて増減します。

タウ蛋白は生理的にリン酸化、脱リン酸化、アセチル化、糖化などを受けます。リン酸化される部位は八〇ケ所以上あり、病理標本ではリン酸化タウを免疫染色（ＡＴ８）で検出しています。タウ全体、とくにリピートドメインがリン酸化されると、微小管への親和性が低下してタウが微小管から離れ、ミトコンドリア、アミロイド前駆蛋白質ＡＰＰ、小胞体などは微小管による輸送を受けやすくなります。リン酸化と脱リン酸化は生理的に調節され、冬眠や麻酔での低体温、熱ストレスではリン酸化は少なくなります。リン酸化はタウの生理作用に不可欠ですが、アルツハイマー認知症にみる病的凝集には直ちに繋《つな》がらないとされています。リン酸化も部位によっては、かえって凝集しにくくなります。ちなみにリン酸化の程度は、成人脳では二ケ所以下、胎児脳では四ケ所以下、アルツハイマー認知症では八ケ所以上です。ＰＨＦがリン酸化タウであることは周知の事実ですが、一般に細胞培養、実験動物レベルでは再現することが困難なのです。なおアルツハイマー認知症には遺伝子変異が全くみられないこと、つまり、すべて病変は遺伝子以後（post-genetic）の出来事であることをお断りしておきます。

第11図　左：アルツハイマー認知症脳から分離した対螺旋状線維PHF（Parallel Helical Filament）の電顕像、矢印は80nm間隔
右：試験管内ではリピートドメイン同士で凝集し螺旋状になっている。凝集タウはリピートドメインの構造上の変化に起因する（Mandelkow 2012）

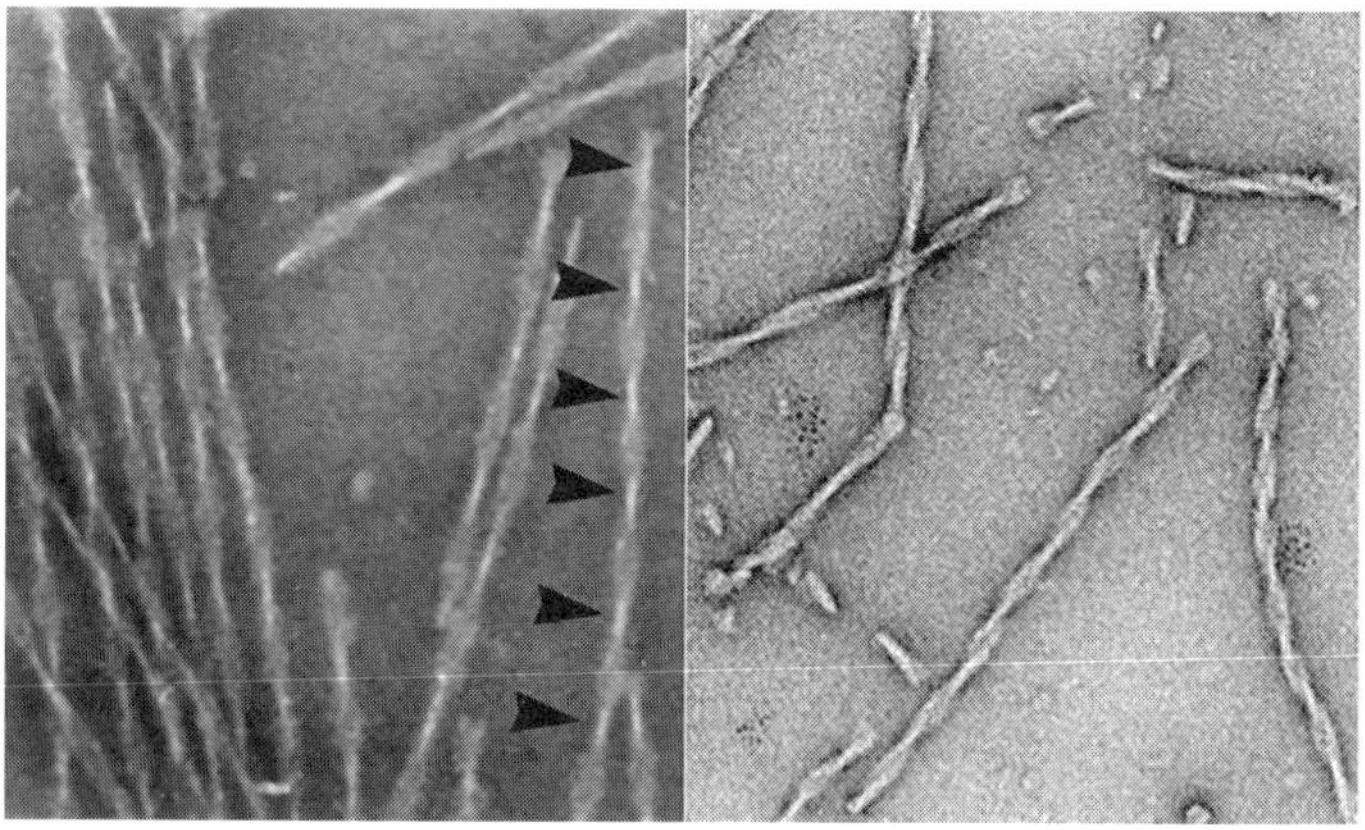

原発性と二次性タウオパチー

タウオパチーの病理

ここではタウ変異遺伝子由来のタウオパチーを原発性、タウ遺伝子の変異をきたしてないタウオパチーやアルツハイマー認知症などを二次性と定義します。歴史的には一九九五年までは、どの段階のタウが毒性を持つか、どの段階までは生理的機能を担えるか、または神経細胞を保護する作用を有するのかは不明でした。タウ断片の免疫学的研究によればリピートドメインが正常タウを凝集タウへ変換させたり、媒介することができ、タウ重合体を試験管内で生じさせることが分かります

（第11図）。タウ遺伝子を導入したマウスでは断片タウ存在下では、産生されるタウは微小管と結合する能力がないのに、断片タウが存在しない場合は微小管結合能力が回復するのです。これらの事実は、凝集タウが生じる機序は、何もタウ蛋白自体の変化に基づくのではなく、正常タウのリピートドメイン同士の反応で起こり得ることを示唆します。

異常タウ蛋白の伝播

異常なタウ蛋白は神経細胞の間を通過し、隣接した神経細胞へ伝播します。アルツハイマー認知症の治療や予防の観点からは、ポイントになる事項ですが、正確な伝播様式は不確かです。しかしアルツハイマー認知症では、髄液中にリン酸化タウが出現し、その濃度は本症の進行度に並行するので、細胞外にリン酸化タウが漏れるのは確かです。

その機序としては、シナプスの電気的興奮がタウのシナプス間隙の通過を促すのではないか、エンドサイトーシス（白血球が細菌を食べるように、細胞膜の一部が陥没して細胞内へ取り込む）などが起こるという説があります。プリオン病では、確かに正常プリオン蛋白が異常に折り畳まれてできる、異常プリオン蛋白が神経細胞間を極めて速く伝播し、患者は数年のうちに死亡しますが、アルツハイマー認知症では伝播は数十年かけて起こるので、同じ機序は考えにくいようです。

なお後述の「アルツハイマー認知症ヘルペスウイルス原因説」では異常タウの伝播が、ヘルペスウイルスの感染を介して起こるので、不明とされる異常タウの伝播様式が一挙にクリアできる点に注意してください。

タウオパチーにおける異常タウの役割

異常なタウ蛋白の研究から言えることは、議論の余地が残るにしても、異常に折り畳まれた三次構造のタウ、重合タウ、凝集タウは、確実にアルツハイマー認知症を含む一群の脳変性疾患の原因であり、アルツハイマー認知症の予防や治療の手がかり・鍵だと言うことです。

小括

アルツハイマー認知症の病理で言えることは、髄鞘化が未だ起こらないか、起こったばかりの長い投射軸索を持つ神経細胞に最初に病的変化が起こり、短い軸索の神経細胞や介在神経細胞（近傍の神経細胞だけに情報伝達する神経細胞）は比較的変化が軽いことが特徴です。これは、患者の脳では、シナプスや軸索を通じて病変が進行することを意味します。しかし動物モデルや細胞レベルの研究ではこのような局所的特異的環境は実現不能です。結果として、これら実験の結果の解釈には困難がつきものです。異常タウは神経細胞に毒性があり、これを除去したり分解して排泄する経路に障害があることは確かです。また軸索や細胞膜にも障害があることも確かです。

アルツハイマー認知症の病理はアミロイドβ蓄積でなく、異常タウの病理で始まり、軸索輸送も障害されていると推定されます。しかし神経細胞が神経原線維変化を内蔵しながらも、長年にわたって、懸命に機能しているのも真です。最終的には、神経細胞は満身創痍となり、神経細胞の層状脱落が起こります（Braak Tredici 2016）。

第二章

アルツハイマー認知症研究におけるブレークスルー・ウイルス原因説

一九八二年カナダの神経病理学者ボールは、ヘルペスウイルスが側頭葉内側・辺縁系を好む事実に着目して、「アルツハイマー認知症はヘルペスウイルス感染症の結果ではないか」という仮説を立てます。彼が根拠とした事実と推論は次の通りです。

一、三叉神経が支配する脳底部、前・中部の頭蓋窩（頭蓋骨底部のくぼみ）とアルツハイマー認知症が起こってくる側頭葉内側・辺縁系*が近接している。

二、ヘルペスウイルス（単純ヘルペス、帯状疱疹ウイルス）は辺縁系脳炎・脳底部髄膜炎を起こす。

三、ヘルペスウイルスが三叉神経節経由で辺縁系に侵入し、炎症を起こす結果、アルツハイマー認知症を起こしてくるのではないか。

四、単純ヘルペスウイルス感染は生後徐々に増えてゆき、中高年者ではほぼ一〇〇％感染を経験する。アルツハイマー認知症の初期病変であるアミロイドβやリン酸化タウの沈着は、高齢者健常脳にもみられ、これもヘルペスウイルス感染が軽く起こったためとして説明ができる。

ボールは、多数の剖検例の三叉神経節を調べ、三叉神経節にヘルペスウイルスが潜んでいることを示すリンパ球が浸潤しているが、三叉神経知覚線維は障害されていないことを明らかにします。彼は三叉神経節内に潜伏しているウイルスが再活性化し、口唇ヘルペス感染が起こると、辺縁系の方向にもウイルスが感染し、慢性反復性に辺縁系脳炎を起こす結果、アルツハイマー認知症が起こるという、「アルツハイマー認知症ヘルペスウイルス原因説」を唱えます。

＊辺縁系（第12図）

米国の神経科学者ポール・マックリーンはヒト脳を進化の過程から、爬虫類脳、原始哺乳類脳（辺縁系）、霊長類脳の三層構造から成る説を唱えました。

一、爬虫類脳は最も古く、脳幹と基底核、小脳から成り、呼吸、循環、体温など基本的な生命維持機能を担当します。二、次に進化した原始哺乳類脳は現在のヒトの側頭葉内側・辺縁系（嗅内野、海馬、帯状回、扁桃核）に相当し、記憶、情動、感情、生殖、行動につながる動機などを担当します。三、最後の霊長類脳は大脳皮質に相当し、言語、学習、思考などの高次機能を担います。

第 12 図　乳頭体を通る大脳前額断面図（水谷俊雄 2016）

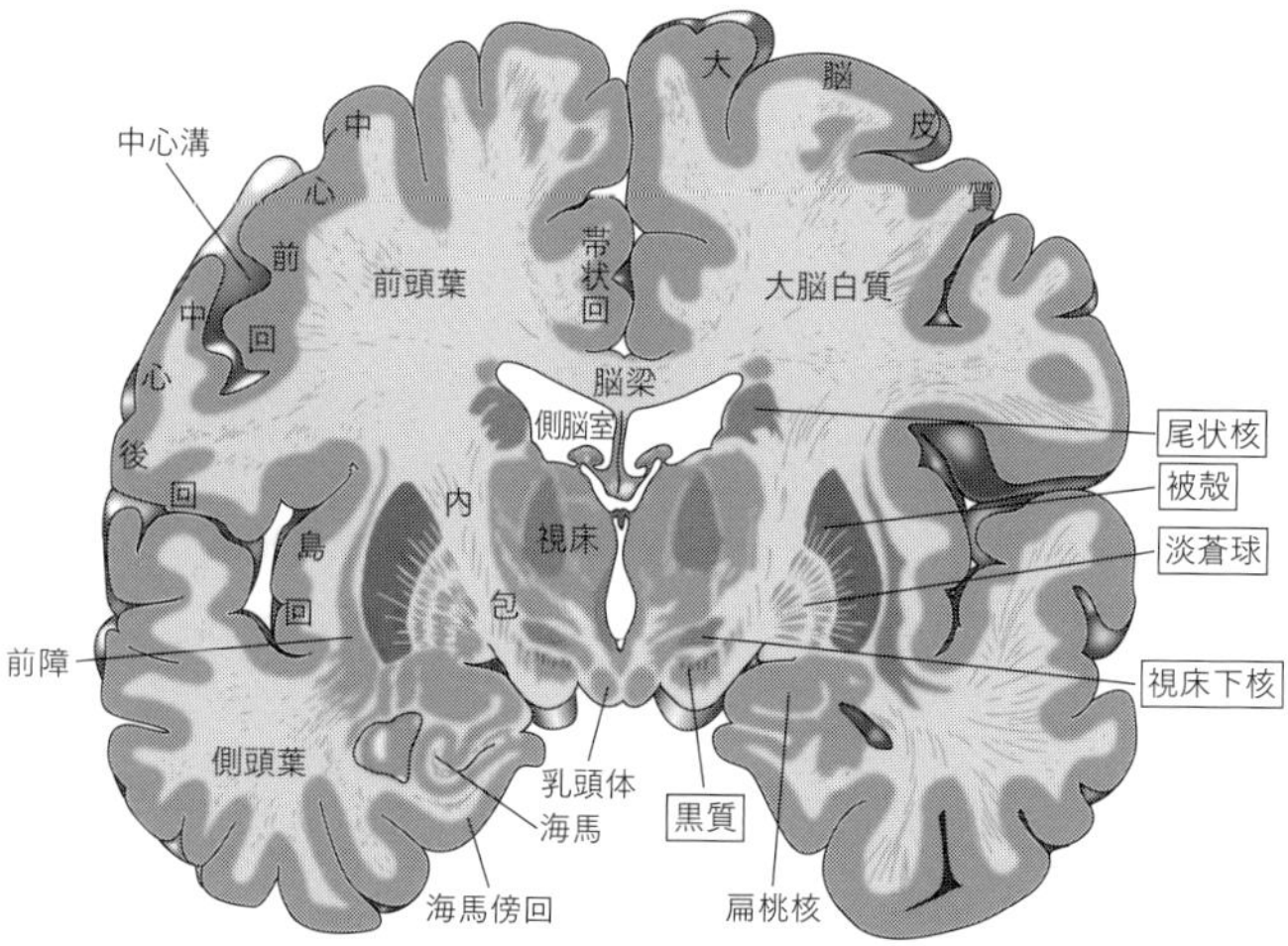

四角で囲んだ部位が基底核。
基底核は線条体（被殻、尾状核）、視床下核、淡蒼球、黒質、マイネルト核*を含む。
辺縁系は海馬傍回（嗅内野*、移行嗅内野*）、海馬、扁桃核、中隔核*、視床下部*、側座核*、乳頭体、帯状回*を含む。
＊図にない。

単純ヘルペスウイルス感染症の臨床

ここで日常見かける単純ヘルペス感染症について説明しておきます。

単純ヘルペスにはＨＳＶ１（Herpes Simplex Virus1）とＨＳＶ２があります。ＨＳＶ１は口唇、顔面など上半身に、ＨＳＶ２は性器を中心とする下半身に主に発症します。「ヘルペス」という呼称は、ギリシャ語で「herpēs」、「creep、這う」を意味します。

以前はほとんどの人が乳幼児期に周囲の人々との接触によりＨＳＶ１に感染して抗体を持っていましたが、衛生状態の改善や核家族化、教育年数の増加などの影響で、今日では二〇〜三〇代でも半数ぐらいの人しか抗体を持っていません。免疫グロブリンIgG*でみたＨＳＶ１抗体陽性率は年々下がる傾向にあり、日本では二〇〇二年の久山町調査によると五〇歳での抗体陽性率は男六〇％、女七〇％となっています。諸外国をみると、世界保健機関ＷＨＯおよび米国疾病予防センターＣＤＣからは五〇歳の時点で、それぞれ六七％、五〇％の人が感染を経験していると報告されています。また米国内では五〇歳の時点で感染率の低い州で男四五％、女三九％、スウェーデン、フランスおよび台湾では、各々男女合わせて八四％、六六％、九〇％以上、アフリカでは男女とも八七％で、地域、国で差が認められます。なお最近ＨＳＶ

感染には半数以上発疹の出ない不顕性感染があることがわかりました。免疫グロブリンIgGでHSV感染を確かめると、感染して発疹が出るのは二五〜四〇%に過ぎず、残りの六〇〜七五%の人は症状がないのです（Malki 2022）。

＊免疫グロブリンIgGはその人が生まれてからヘルペス感染があったかどうかを示します。一方、後の節のヘルペス感染とアルツハイマー認知症発症との関係をみる研究では、ヘルペス感染のたびに免疫グロブリンIgMが増加するのを利用して、最近起こった感染を特定しています。

乳幼児期の初感染は症状がないか、あっても軽いのに対し、大人の初感染は症状が重くなりがちです。なお、HSVIに対する抗体を持っているとHSVIだけではなくHSV2にも感染しにくく、発症しても軽症ですみます。米国やヨーロッパ諸国では性感染症としてHSV2だけでなくHSVIも拡散し、HSV2感染が繰り返しやすいこととあいまって問題となっています。

乳幼児期の**HSV1の初感染は**、ヘルペス口内炎などで現れることもありますが、**たいていは症状が出ません。**初感染の後、ウイルスは三叉神経節に潜伏し、何らかのきっかけで活性化して口唇ヘルペスなどとして再発します。初感染で口唇ヘルペスのこともありますが、日常みられるのはほとんどが再発型です。感冒や疲労、紫外線、胃腸炎、外傷、ストレス、高齢、抗がん剤、副腎皮質ホルモン、免疫抑制薬など、身体の抵抗力や免疫機能の低下が再発の誘因となります。

他人との接触、自分自身の患部からも感染する可能性があります。症状が出ている時期はウイルスを大量に排泄しています。この時期に患者に接触した人で単純ヘルペスウイルス抗体を持っていない人や、持っていても抵抗力が落ちている人は感染する率が高くなります。感染した場合、接触した日から三〜七日目に発症することが多く、例えば口唇ヘルペスの大人が乳幼児にキスしたりハグすることによって発症する乳幼児ヘルペス口内炎や口唇ヘルペスが挙げられます。これは自分自身の患部に触れて他の部位に感染する場合にも当てはまり、患部に指で触れた場合、きちんと手洗いをしなければ、数時間は感染する可能性があります。なお、アトピー性皮膚炎の人では皮膚のバリア機能が低下しているので、皮膚から感染してひどい症状が出るので注意します。

前駆期は、皮膚にピリピリ、チクチク、ムズムズなどの熱感、違和感、痒み、痛み、稀に頭痛を経験します。再発を繰り返す人は自分でわかるようです。前駆期を過ぎると半日以内に赤く腫れてきます。この時期では患部でのウイルスの増殖が活発なので、この時期に抗ウイルス薬の服用を始めることが大切です。二〜三日後に赤く腫れた上に水疱ができます。この中にはウイルスがたくさん存在します。水疱は初感染では大きく、再発を繰り返すと小さくなっていきます。水疱が破れて湿っぽくなった患部に触ると感染します。口紅などが合わなくてできる水疱は口唇全体にできるのに対し、口唇ヘルペスでは一ヶ所にできるのが普通です。かさぶたができて治っていきます。単純ヘルペスは皮膚に痕を残さないのが特徴ですが、体の抵抗力が低下している人では、瘢痕が残ることもあります。症状は二週間ほどでおさまります。

ヘルペスウイルスについて

ヘルペスウイルスの分布や進化の歴史をみますと、ヘルペスウイルスは魚類から哺乳類に至る脊椎動物に広く分布しています。宿主を住処《すみか》とし、宿主と共に進化し、分岐を示す系統樹は、新世界サル（南米に住むサル）が分岐した四四二〇万年前まで遡れます。ヘルペスウイルスは八種類あり、HSVI、HSV2のほか、水痘・帯状疱疹ウイルスVZV（HHV3）、エプスタイン−バーウイルスEBV（Epstein-Barr Virus）（HHV4）、サイトメガロウイルスCMV（HHV5）、HHV6、HHV7、HHV8があります。サイトメガロウイルスは動脈硬化の粥腫に存在し、動脈硬化が炎症や免疫の性格を持つことを示唆します。HSVIは二〇〇〇万年前、対面コミュニケーションをする類人猿から分岐し、その後HSVI、HSV2は他のヘルペスウイルスから一六〇万年前に分岐しています。エプスタイン−バーウイルス

ＥＢＶは多発性硬化症（髄鞘に対する自己免疫疾患）の原因菌の疑いがあります（Bjornevik 2022)。ＨＨＶ６Ｂは突発性発疹を起こし、脳の嗅球に潜伏し、うつや双極性障害では、その活性化をうかがわせる抗体価の上昇がみられ、発病の増悪因子となる可能性が指摘されています（Kobayashi 2020)。また唾液中にはＨＨＶ６およびＨＨＶ７が分泌され、その濃度は健常者と慢性疲労症候群の鑑別に有用とされています。

ＨＳＶ１とＨＳＶ２には**交差免疫**（一方に免疫ができればもう片方にも免疫ができる）があります。また**帯状疱疹ウイルスＶＺＶとＨＳＶ1、ＨＳＶ2との間にも交差免疫があると**報告されています（Edson 1985, Jing 2016)。このことはのちに述べる「帯状疱疹ワクチンがアルツハイマー認知症を予防する」を解釈する上、重要な点になります。

ＨＳＶ１は、八七種類の蛋白質をコードしているＤＮＡウイルスの一種です。蛋白質に転写、翻訳されるエクソン（蛋白質のアミノ酸配列を決めるＤＮＡのＣＴＡＧ塩基配列）の種類により、多様な変異ウイルスを生みます。

ウイルスは四層構造から成ります（第13図)。いちばん外側に糖蛋白質から成る二重層の膜があり、これをエンベロープと言います。エンベロープには色々な受容体が膜を貫通して存在します。ウイルスはエンベロープの糖蛋白を介して他人の皮膚に接着し、皮膚の細胞内にはエンベロープが剥がれ、第二層のゼリー状のテグメントが剥き出しになった状態で侵入します。

第 13 図　ヘルペスウイルスの冷却電顕像、透過電顕像、模式図

（Yuan 2018）

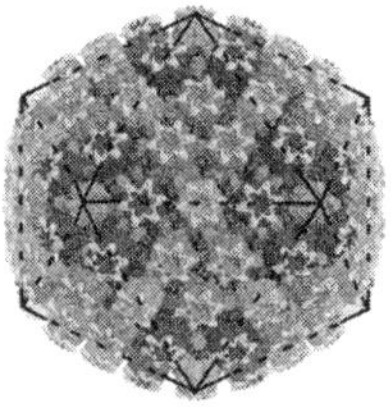

（Raghu 2020）

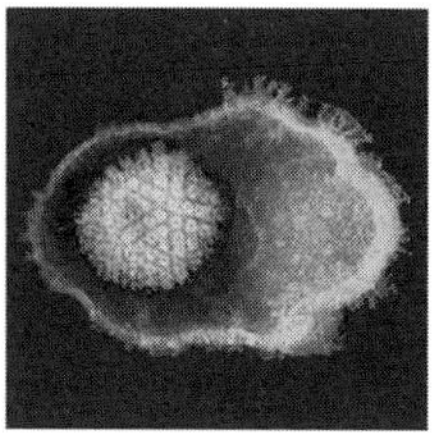

（Heming 2017）

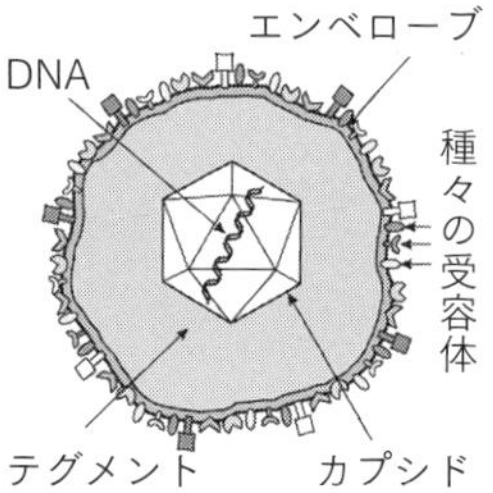

第 14 図　HSV と APP の順行微小管輸送（Satpute-Krishnan 2003）

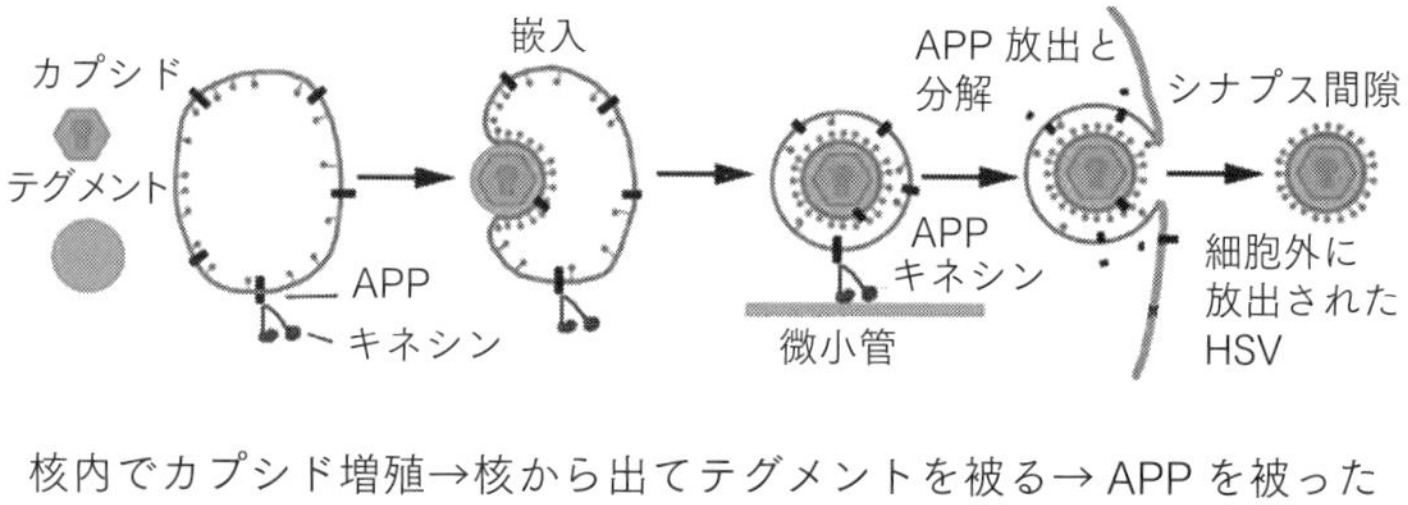

核内でカプシド増殖→核から出てテグメントを被る→ APP を被ったゴルジ体に嵌入→ APP にキネシンがくっつく→微小管輸送→細胞外へ HSV と APP 放出

皮膚細胞や神経細胞に侵入した後、エンベロープは細胞質から再び供給されて第三層を覆います。第三層は正二十面体構造を示し、カプシドと呼ばれ、ウイルスの中心、第四層DNAを覆います。エンベロープとテグメントを被ったカプシドは微小管を経由する逆行軸索輸送により神経細胞の核に到達し、DNAを核内に注入します。核内で増殖したウイルスDNAはカプシドとして核外に放出され、テグメント次いでエンベロープを被り、順行軸索輸送により、神経細胞のシナプスに達し、シナプス間隙に放出され隣り合った神経細胞に感染します（第14図）。

単純ヘルペスウイルスがアルツハイマー認知症を起こす機序

ここから単純ヘルペスウイルスとアルツハイマー認知症の関係について、米国の神経病理学者ベアラーの総説を主に引用しながら説明します。

三叉神経節の神経細胞は双方向性があります。つまり二本の軸索が神経細胞から出て、一つは皮膚へ、もう一つは脳の方へ向かいます。三叉神経「節」の投射神経細胞軸索は脳幹にある三叉神経「核」に到達し、三叉神経「核」からは二次投射神経細胞が視床を経て、「側頭葉内側辺縁系・嗅内野」と「大脳の体性感覚野」に達します。

前述のごとく、ＨＳＶ１、ＨＳＶ２ともに知覚神経に親和性があり、ＨＳＶ１は、一、ロ唇、眼、顔面から三叉神経節に、二、鼻粘膜から嗅球（三叉神経節と同じ嗅覚の神経節）に、三、HSV2は会陰部の皮膚から仙骨神経節に感染します。ウイルスは内に潜伏したり、あるいは「DNA複製」つまり増殖をします。新しく生まれたウイルスは、今度はもと来た方の皮膚へ向かって軸索上を移動し（順行）、皮膚に水疱や潰瘍を作ります。ウイルスは一生、神経節の神経細胞内に棲み続け、無症状のこともあれば、発疹を一年に一回程度の頻度で起こすこともあります。

アルツハイマー認知症ヘルペスウイルス原因説では、これまで三つの問題点が指摘されてきました。一、ウイルスDNAが果たして脳に存在するのか？　二、無症状でもウイルスの増殖が脳内で起こるのか？　三、増殖が起こるとして、悪影響があるのか？

一、ウイルスDNAが果たして脳に存在するのか？は、感度の高いPCR法（Polymerase Chain Reaction、ごく微量のDNAを増幅して検出する方法、一九八八年に開発される）を用いるとヘルペスウイルスDNAは、無症状でも脳、髄液、唾液、涙液に検出され、答えは「然り」です。二、無症状でもウイルスの増殖は起こるか、三、その増殖は悪影響をもたらすのかについては、新生児ヘルペスウイルス脳炎の知見から解答が得られます。解答は、**無症状でもウイルスの増殖は持続している。また増殖が起こると悪影響を後にもたらす**というものです。

新生児ヘルペスウイルス脳炎

新生児ヘルペス感染症は、産道を胎児が通過する時に感染が起こり、起炎菌は主にＨＳＶ２です。ＨＳＶ２が起こす新生児ヘルペス「脳炎」は死亡率が甚だ高い病気でした。一九八〇年代米国のガートルード・エリオンはヘルペスウイルスの特効薬アシクロビルを発見します。アシクロビルはヘルペスウイルスによりリン酸化され、さらにウイルスのチミジンキナーゼによりウイルスＤＮＡに組み入れられます。この結果、ウイルスＤＮＡの複製が停止し、ウイルスの毒性も失われます。つまりアシクロビルはヘルペスウイルスの増殖だけを選択的に阻害します。一方、アシクロビルはウイルスが感染していない細胞には作用しないので、副作用はほとんどありません。アシクロビルは新生児ヘルペス脳炎の死亡率を劇的に減らします。

アシクロビルは新生児脳炎の死亡率を劇的に減らしますが、ウイルス自体は潜伏したままになります。一方、アシクロビルが発見される前に生まれ、幼児期にＨＳＶ２に感染した人たちの脳には一三〜二〇％にＨＳＶ２が認められ、感染そのものは必ずしも急性脳炎を起こさないこともわかりました。

米国の小児神経科医ブラウンらは、周産期に起こった発熱とけいれん発作に対し、二日間だけアシクロビルを投与され、八歳から一二歳まで追跡した少女のＨＳＶ２脳炎について報告しています。この少女は、八歳で転倒した時、頭蓋骨骨折を除外するためX線検査を行ったところ、無症状の大きな脳腫瘍が偶然見つかります。神経症状や認知能低下は当時全く認められませんでした。組織を取って調べたところ、出産時の母親に認められたのと同じHSV2が盛んに増殖している所見が見つかります。その後四年間にわたって、少女には注意障害、学習障害が見られ、HSV2脳炎は進行し、アシクロビルに加えて、免疫抑制剤を使用して、ようやく症状の緩解を得ました。しかし脳腫瘍は消失しませんでした。この少女は極端な例かもしれませんが、新生児ヘルペスに罹患し、神経症状がない子どもたちの髄液からHSV DNAが検出されることと考え合わせると、無症状でもHSVが慢性的に脳で増殖することは容易に推定されます。

新生児ヘルペスウイルス脳炎では、長期にわたってアシクロビルを投与しないと学習障害や発達障害が起こることが報告されています。米国の小児科医キンバーリンらは、ヘルペス脳炎（HSV1、HSV2）を起こした新生児一〇三例について、最初、二週間ないし三週間アシクロビルを投与した後、六ヶ月にわたってアシクロビルを投与した群と投与しなかった群を比べています。アシクロビルを六ヶ月投与した群は、しなかった群より、精神発達検査（Bayley Mental Development Index Scale）の成績が良好だったのです。すなわち、脳が一旦ヘルペスに感染すると、少なくとも「半年」はアシクロビルを投与しないと、脳の障害が進行するということがわかったのです。

ヘルペスウイルスのアミロイド前駆体ＡＰＰ軸索・微小管輸送（第14図）

一般に蛋白質やミトコンドリアなどの高分子は細胞内を物理的な拡散・ブラウン運動によって移動するのではなく、一定の輸送方法によって運搬されます。神経細胞では、細胞核の付近で合成され、また代謝された蛋白質は軸索または微小管上を分子モータ－キネシンまたはダイニンに担がれて、それぞれ順行（中心から末梢へ）、逆行（末梢から中心へ）します。キネシンとダイニンはともに足が二本あり、軸索や微小管というレールの上をこの二本足を使って猛スピードで移動します。

ヘルペスウイルス感染症では軸索輸送の中でも順行輸送が問題になります。その理由は、ヘルペスウイルスは細胞核内で増殖し、増殖したウイルスは軸索・微小管輸送によって、シナプスのある細胞膜まで運ばれ、そこから隣り合った神経細胞へ感染が広がるからです。

ベアラーらは緑色蛍光蛋白質・ＧＦＰを用いて、界面活性剤により「膜を剥がし」、エンベロープを露出させたウイルスの神経細胞の軸索輸送について調べています。ヤリイカの神経細胞軸索は非常に太く、顕微鏡下で観察しやすいので、軸索輸送の研究にはよく使用されます。エンベロープを露出しＧＦＰでラベルしたヘルペスウイルスを注射すると、ウイルスはヤリイ力の軸索上を順行は分子モーターキネシン、逆行は分子モーターダイニンに担がれて移動するのが観察されました。その場合、「エンベロープのあるウイルス」の順行速度（〇．八μm/sec）と「エンベロープの剥がれたウイルス」の逆行速度（二．二μm/sec）は、ともにミトコンドリアの軸索輸送速度（〇．二μm/sec）よりも速かったのです。

この知見からベアラーらは、「ウイルスの膜エンベロープが軸索輸送を増強する何らかの蛋白質の受容体を備えているのではないか」という仮説を立てます。緑色蛍光蛋白質・GFPでラベルしたカプシド（HSV自身のAPPを欠くがエンベロープはある状態）と、赤色蛍光色素でラベルした神経細胞自身のAPPの移動を免疫電顕で追跡しますと、両者は一緒になって移動することが観察され、ウイルスエンベロープには、APPの受容体があることが証明されました。この場合、カプシドなしの条件、つまりAPPのみの場合の移動速度は一．一μm/secですが、カプシド存在下、つまりエンベロープにAPPが結合した状態では移動速度が、ミトコンドリアの輸送速度相当の〇．三μm/secへと減速します。つまりHSV-I感染下ではAPPの軸索輸送速度は遅くなるものの、保たれていることになります。

さらにベアラーらは、細胞内のウイルスが感染後六時間後には、九七%以上が細胞外に移動する培養細胞系を確立します。この系において、蛍光色素でラベルされたウイルスとゴールドでラベルされたAPPを観察すると、ウイルスの八〇%以上が細胞内APPと結合し、移動速度も（〇・三µm/sec から〇・四µm/sec へ）少し速くなることが認められました。またウイルス感染は、微小管のネットワークを破壊し、再構成を起こすことも観察します。

まとめますと、ヘルペスウイルスにはアミロイド前駆体APPの受容体があり、感染した神経細胞のAPPを結合し、軸索輸送によりAPPを細胞外へ輸送し、βセクレターゼの作用によりアミロイドβを生じさせる、となります（第14図）。

以上のヘルペスウイルスのアミロイド前駆蛋白を伴った（HSV－APP）軸索輸送はヤリイカの軸索上で観察できる現象です。アルツハイマー認知症の脳でも同じことが起こっていると思えますが、それには次の二つの件について検討が必要です。一、アルツハイマー認知症の半数以上は老人斑アミロイドβ蓄積を欠く。二、アミロイドβ沈着はプレタングルステージIa－Ib（第6図）でようやく始まる。

これを説明するには、「HSV－APP軸索輸送が起こらない」、または「起こりにくい場合がある」という考え方が合います。事実、老人斑・アミロイドβ沈着は、神経細胞が自衛のためにやむを得ず、実行しているという考え方があります。

疫学研究はアルツハイマー認知症ウイルス原因説を支持する

第二章の冒頭で説明したごとく、アルツハイマー認知症は原因不明の変性疾患でなく、感染症で予防可能であるという考え方は、一九八二年カナダの神経病理学者ボールが、病変がヘルペスウイルス急性脳炎と同じく辺縁系（第12図）に生じることに着目したことに始まります。

二〇一八年台湾から、この概念を実証する最初の決定的疫学研究がもたらされます。アルツハイマー認知症の主な病原菌、口唇ヘルペスウイルスは若年に初感染が起こり、高齢では全員が感染しています。ウイルスは初感染で三叉神経節に潜伏し、その後の再感染で三叉神経「節」から脳幹にある三叉神経「核」、更に辺縁系へ伝染します。この再感染が繰り返されて脳がダメージを受け続けるとアルツハイマー認知症が発症します。アルツハイマー認知症の病理所見はこれに一致し、五〇年以上の長い潜伏期を経て発病する病気であることを裏書きします。高齢になって発症するかどうかは「再感染の頻度」と、再感染時に「抗ウイルス薬で治療」されたかどうかで決まります。

第15図は台湾在住の五〇歳以上の三三、四八八人を一〇年間にわたって追跡した累積アルツハイマー認知症発症のリスクの推移を示します。「年三回かそれ以上のヘルペスウイルス感染」者のうち治療を受けなかった人は、上図のごとくハザードレートHR2.739でアルツハイマー認知症になったのに対し、抗ウイルス薬の投与を受けた人は、下図のごとくハザードレートHR0.092、予防率にして（$\frac{7215-419}{7215}=0.942$）九四・二%で認知症にならなくて済み、その効果は「一年目から」認められました。なお抗ウイルス薬の種類による差はなく、また「三〇日以上

と三〇日未満の服薬期間では差」が認められています。台湾では医療情報・電子カルテの標準化がなされているゆえ、このような疫学的調査が容易になっていることを付け加えておきます。

第 15 図　上図：ヘルペスウイルス感染はアルツハイマー認知症を発症させ、下図：抗ウイルス薬は予防する（Tzeng 2018）。

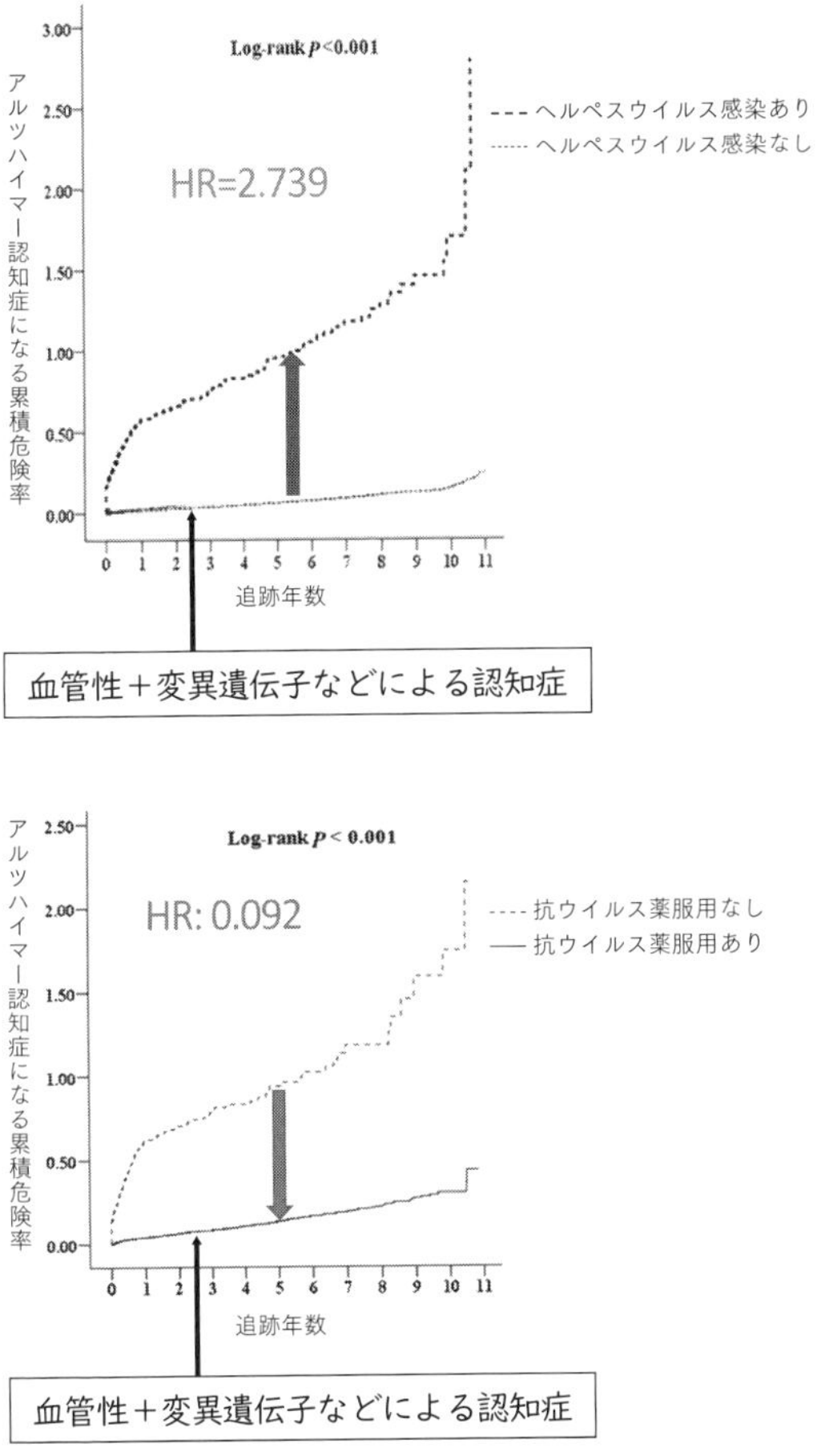

第 1 表　HSV, VZV と認知症、抗ウイルス薬・帯状疱疹ワクチンによる予防と治療

国名	報告者	Virus	報告年	年齢	追跡年数	対象人数	AD HR	95% CI	p	AVD	HR	95% CI	p
台湾	Tzeng	HSV	2018	≥ 50	10		2.739	1.009-2.233	<.001		0.092	0.079-0.108	<.001
デンマーク ウエールズ　ドイツ スコットランド	Schnier	HSV	2020	≥ 65	2.7-8.8	2.5millon	***1.18	1.09-1.28			*0.89 ~0.93	0.83- 0.95~0.88-0.98	
							****0.95	0.88-1.02	ns		**0.91	0.86-0.97	
オランダ	Murphy	HSV	2021	71.3	6.5	1915	1.18	0.83-1.02	ns				
スウェーデン	Lindman	HSV	2021	≥ 50		265,172	0.89	0.86-0.92	<.001	6510	0.75	0.68-0.83	<.001
英国	Melkli	HSV	2022	65.4	8.9	9,346	2.14	1.25-3.81	<0.01				
インド	Bhatia	HSV	2018	31-35	5 ヶ月	67			<.025				<.048
米国	Breier	HSV	2019		16 週	170			ns	70			ns
米国	Denan-nand	HSV	2019		78 週	130	-15%			65	0%		
デンマーク ウエールズ　ドイツ スコットランド	Schnier	VZV	2020	≥ 65			1.2	1.06-1.35					
台湾　Herpes Ophthal	Tsai	VZV	2017	62.2	5	846	2.97	1.90-4.67	<.001				
スウェーデン	Lindman	VZV	2019			265,172	1.5	1.29-1.74	<.001	24,045	0.9	0.82-0.98	<.015
スウェーデン Meningitis	Grahn	VZV	2013		3	14	認知能↓						
韓国	Chen	VZV	2018		6.22	78,410	1.11	1.04-1.17			0.55	0.40-0.77	
韓国	Bae	VZV	2020	≥ 50		229,594	1.12	1.05–1.19		28,873	0.76	0.65–0.90	
ウエールズ	Schnier	VZV	2022	71-78	7	174,317	1			Vaccine	0.81	0.77-0.86	
米国 VHA	Scherer	VZV	2021	≥ 65	11	136,016	148.2/ 10,000PY			Vaccine	0.69	0.67-0.72	<0.002
米国 Medicare	Scherer	VZV	2021	≥ 65	11	172,790	36.5/ 10,000PY			Vaccine	0.65	0.57-0.74	<0.002
英国 CPRD	Lopha-tananon	VZV	2023	≥ 70	7	854,745				Vaccine	0.91	0.89-0.92	

** ウエールズ　*** ドイツ　* デンマーク　**** ドイツ以外

HR: Hazard Rate、CI: Confidence Interval、AVD：抗ウイルス薬、Herpes Ophthal：帯状疱疹角膜炎、Meningitis：髄膜炎、AD HR：アルツハイマー認知症を起こすハザードレート、Vaccine：帯状疱疹ワクチン、PY：Person-Years：人 - 年、VHA：退役軍人健康管理局、Medicare：メデイケア、OR：オッズ比（1.5 以上で強い関係があるとされる）。詳細は本文参照。

第三章　アルツハイマー認知症ヘルペスウイルス原因説を検討する

ヘルペスウイルスHSV1感染からみたアルツハイマー認知症

一般にヘルペスウイルス感染率は、生下時は〇%で、加齢につれて増加し、高齢者ではほぼ一〇〇%に達します。西欧のHSV感染率は六〇歳までに八〇%に到達します。加齢につれてヘルペスウイルス感染症の頻度が増加する現象を経年増加と言い、増加する速度を経年増加率と言います。地域・国によってウイルス感染の機会が異なり、先進国では少なく、発展途上国では多いため、初感染年齢はそれぞれ低年齢、高年齢となり、感染の既往もそれぞれ低年齢化、高年齢化します。また男女間で感染率には差が認められ、通常女性の方が男性より高率となっています。

HSVー感染とアルツハイマー認知症の関係に影響するのは危険因子アポEの遺伝子多型と

地域や人種におけるＨＳＶ－Ｉ感染の頻度です。ＨＳＶ－Ｉ感染者は全員アルツハイマー認知症になるわけではありません。例えば西欧のＨＳＶ感染率は六〇歳までに八〇％に到達しますが、その八〇％の方たちが全員アルツハイマー認知症になっている訳ではなく、なっているのは、その四ないし五分の一に過ぎません。この事実は疫学研究の上で次の二点を考慮すべきということになります。一、アルツハイマー認知症患者と比較する対照者もヘルペスウイルス感染者である。二、対照者の脳にもアルツハイマー認知症の脳と同じぐらいＨＳＶ－Ｉが検出できる（Itzhaki 2021）。ちなみにＰＣＲで剖検脳のＨＳＶ－Ｉ ＤＮＡを検出すると、陽性率は英国で七三．三％、フィンランドで一六％、日本で四四％、米国で八一％にのぼり、充分根拠のある意見と言えます（Bearer 2012）。

危険因子アポＥ４の遺伝子多型とＨＳＶヘルペスウイルス

アポＥ蛋白はコレステロールの輸送に関わっています。脳のコレステロールは全身のコレステロールのほぼ二三％を占め、脳では細胞膜、とりわけ髄鞘の重要な構成成分となっています。アポＥはＥ２、Ｅ３、Ｅ４という三種類の遺伝子多型があり両親から一つずつ受け取る結果、三×二＝六通りの組み合わせがあります（アポＥ２、Ｅ３、アポＥ４遺伝子にそれぞれε２、ε３、ε４と名前をつけ、子どもは、ε２とε３、ε２とε４、ε４とε４――となり、計六通りになります）。この遺伝子多型の中では、アポE3がもっとも頻度が高く、標準的とされています。アポE4は、狩猟採集民族やその子孫に多く、感染症に対して免疫を増強しています。

アポE遺伝子多型を一般人での分布とアルツハイマー認知症での分布で比べると、ε4を持っていると認知症になりやすく、ε2を多く持っているとなりにくいことがわかっています。欧米ではホモつまりε4を二つ持っている人は人口の二％、ヘテロつまりε4を一つ持っている人は人口の二五～三〇％を占めます。日本ではホモ、ヘテロ合わせて一〇％前後です。

アポE遺伝子多型とHSV1感染の関係

アポEはHSVⅠ感染においてどのような役割を演じているのでしょうか？　スウェーデンのリウらはHSVⅠを感染させた培養細胞系で、アポEがどのようにHSVⅠの増殖に関与しているかを調べています。HSVⅠは最外層のエンベロプで細胞膜に接着し、細胞内に侵入してゆきますが、細胞膜接着と侵入にアポEは関係ありませんでした。一方、アポE3、E4を細胞培養系に加えるとHSVⅠの増殖が加速し、E2では加速が認められませんでした。アポEはHSVⅠの感染細胞からの放出を促進し、その促進作用はE3、E4の方がE2より強いことが認められました。しかしHSVⅠの細胞内および細胞膜の濃度は、アポE2、E3、E

4の間で差はありませんでした。アポEはHSV-Iの細胞内ターンオーバーを速め、その程度はE3、E4で強く、E2では低いと結論できます（Liu 2023）。

この実験結果は、HSVが神経細胞に感染すると、細胞膜から核へと逆行輸送され、核でHSVが増殖し、細胞膜へと順行輸送され、隣接する神経細胞に感染が拡大するスキームによく合います。

スペインのブルゴスらは、アポE遺伝子多型とHSV感染の関係を野生型マウス、アポEノックアウトマウス、アポE3導入マウス、アポE4導入マウスで調べています。アポEの量とHSV-I感染の程度が正比例し、アポEノックアウトマウスは野生型マウスよりHSV濃度が低く、アポE4導入マウスはアポE3導入マウスよりHSV濃度が高いことが認められました。つまりアポE遺伝子多型はHSVとの親和性を通じて疫学上のリスク因子であることを証明しています（Burgos 2006）（第16図）。

アポE遺伝子多型と拮抗的多面発現性（Antagonistic Pleiotropy）

英国のガルビメリアニらは五五六一人、平均年齢五五、五歳の集団についてアポE遺伝子多型と認知機能を四五歳から八五歳にかけて、二〇年間にわたって追跡しています。E4ヘテロキャリアー（二五％）、E4ホモキャリアー（二％）はノンキャリアーに比べて認知症になる

第16図　アポE3導入マウス（APOE3）、**アポE4導入マウス**（APOE4）**における臓器別HSV1-DNA濃度**（Gharibi-Meliani 2021）

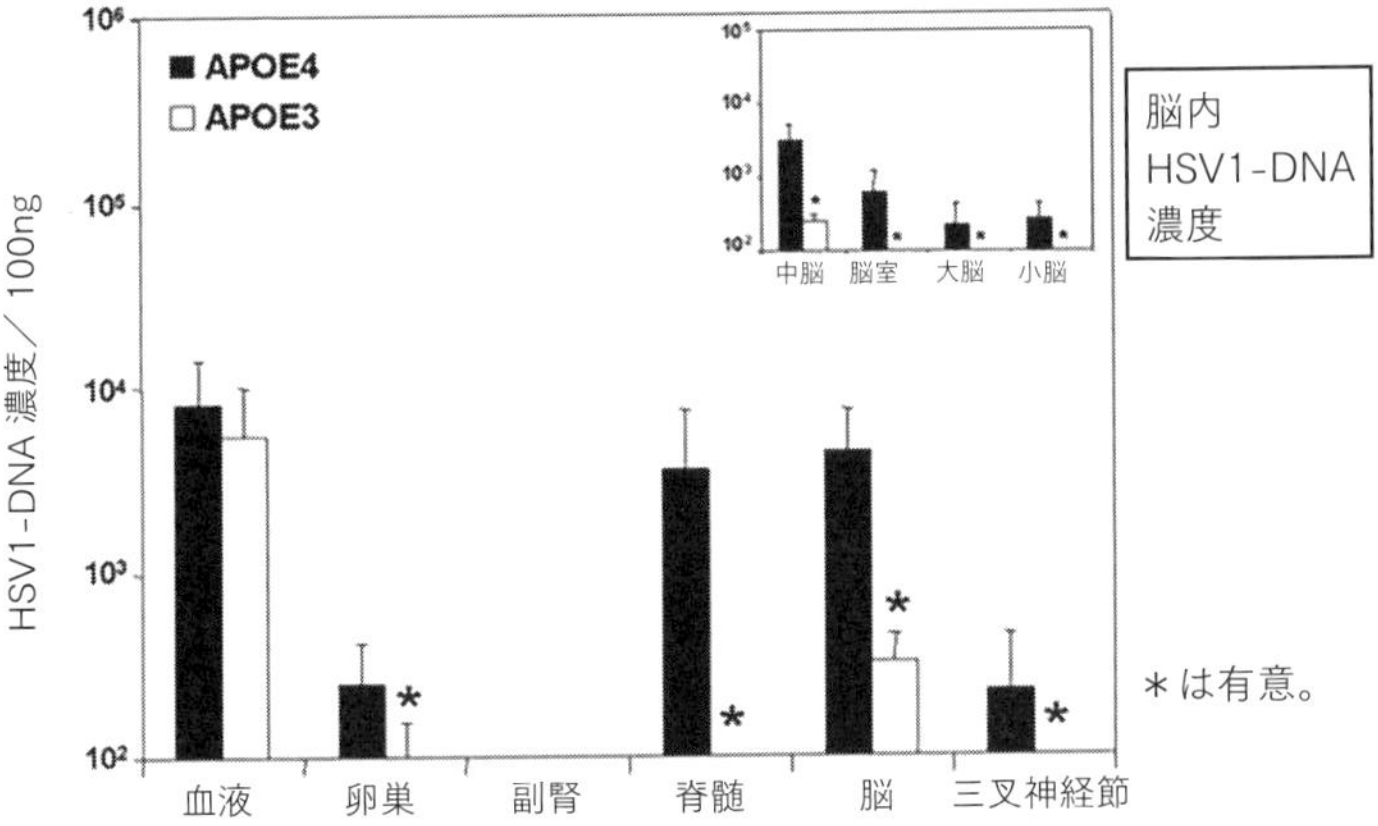

脊髄、脳、三叉神経節でAPOE4はAPOE3より格段にHSV1-DNA濃度が高い。右上挿入図の脳内HSV1-DNA濃度でも同じ（Burgos 2006)。つまりHSV感染はアポE4存在下で促進される。

リスクが、それぞれ大きい｛HR 2.19 (CI 1.73–2.71)｝、｛HR 5.97 (CI 3.85–9.28)｝のに、四五歳から五五歳にかけてはE4ヘテロキャリアーの方がノンキャリアーより認知機能が優れていることがわかりました（Gharbi-Meliani 2021）（第17図）。

　五五歳以前はE4ヘテロキャリアーの方がノンキャリアーより認知能が優れている（進化の歴史において、平均寿命が五〇歳以下だった時代にはE4が生存に有利に、長生きの現代には不利に働く）現象は、いわゆる遺伝子の拮抗的多面発現性（Antagonistic Pleiotropy）（Finch 2010）（老化説の一つ：生殖までは有利な遺伝子が生殖後

第 17 図　0*ε4：ノンキャリアー、1*ε4：ヘテロキャリアー、2*ε4：ホモキャリアー（Gharbi-Meliani 2021）

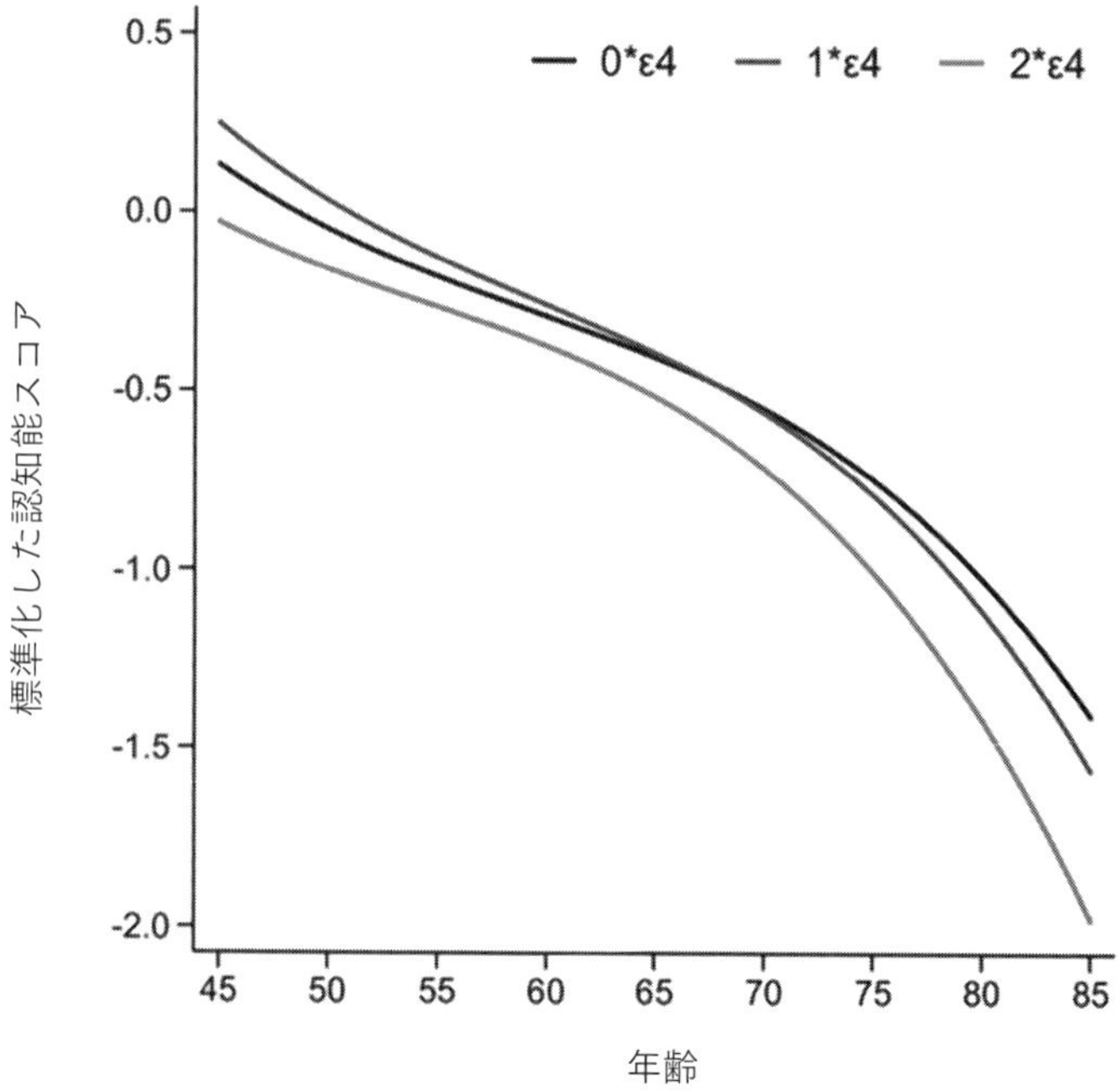

45 歳から 55 歳までは E4 ヘテロキャリアーの方がノンキャリアーより認知能が優れているが、55 歳からは次第に認知能が低下し、70 歳からはノンキャリアーより劣っている。つまり E4 ヘテロキャリアーは若い時に有利でも、年を取った時、かえって不利になる。

は不利に働く）に該当すると思われます。

抗ウイルス薬の予防効果は地域のＨＳＶ感染頻度に依存する

第1表第一列や第15図を見れば、台湾の抜群の抗ウイルス薬の予防効果*｛HR 0.092（CI 0.079–0.108）p<.001｝に比べて、スウェーデン、英国ウエールズ州、ドイツ、スコットランド、デンマーク（第1表第二列）では有意の予防効果がある｛HR 0.89～0.93, 0.91（0.83–0.95～0.88–0.98, 0.86–0.97）｝にしても、甚だ貧弱です。台湾の報告では、口唇ヘルペス感染は、年三回かそれ以上と規定しています。年三回という回数は、日本ではごく少数の人を除いて非常に稀です。日本以外でも先に述べた西欧諸国でも稀と推定されます。口唇ヘルペス感染症は東南アジアなど発展途上国に多く、初感染も低年齢で始まります。

＊ハザードレートＨＲは一より小さければ、薬が有効で、数字が小さいほどよく効いていることを表します。一方、ＨＲが一より大きければ病原菌が病気を招いていることになり、数字が大きいほど病気になりやすいことになります。

台湾のように抗ウイルス薬の予防効果を得るには、その国のＨＳＶ感染の頻度が高く、無治療ではその後アルツハイマー認知症が発症しやすい環境｛HR 2.739（CI 2.511–2.985）p<.001｝が与条件となると考えざるを得ません。当然のことですが、抗ウイルス薬はウイルス感染があ

る時にしか効きません。言い換えると、ＨＳＶ感染の高頻度と抗ウイルス薬の予防効果は対になっています。スウェーデン、英国ウエールズ州、ドイツ、スコットランド、デンマークではＨＳＶ感染頻度が低く、そのためアルツハイマー認知症をきたす件数も集まらず、有意の数字{HR 0.95(CI 0.88-1.02)ns} にならないか、なっても貧弱な数字 {HR 1.18(CI 1.09-1.28)} (第1表、二、三番目の列) になったと考えられます。一方、メクリらが二〇二二年に報告した英国バイオバンクの統計では五〇二、〇〇〇人中対象九、三四六人を選び、平均八、九年追跡すると、オッズ比* {OR 2.14(CI 1.25-3.81)}p<0.01} (第1表、六番目の列) が高くＨＳＶ−1感染者が認知症になっています。本報告は前述のスウェーデン、英国ウエールズ州、ドイツ、スコットランド、デンマークの統計とは異なり、ＨＳＶ感染頻度も高いと考えられますが、その理由は不明です。なおこの統計では抗ウイルス薬については調査がなく、従って効果も不明です(Mekli 2022)。

＊オッズ比は一．五以上で強い関係があるとされています。

概して先進国の口唇ヘルペス感染症は減少しつつあり、初感染年齢も高年齢化しています(Smith 2002)。例えばスウェーデンでは一九八八〜一九九〇年と二〇〇三〜二〇〇五年では、かつて感染があったことを示す免疫グロブリンIgG抗体価でみた加齢に伴うＨＳＶ−1感染率は減少し、一四人／一〇〇〇人−年の経年増加率の三分の二が相殺されている勘定になります

第 18 図　スウェーデン、1988-1990 年と 2003-2005 年にわたる 5 歳おきの免疫グロブリン IgG 抗体価でみた HSV1 感染率の推移（Olsson 2017）

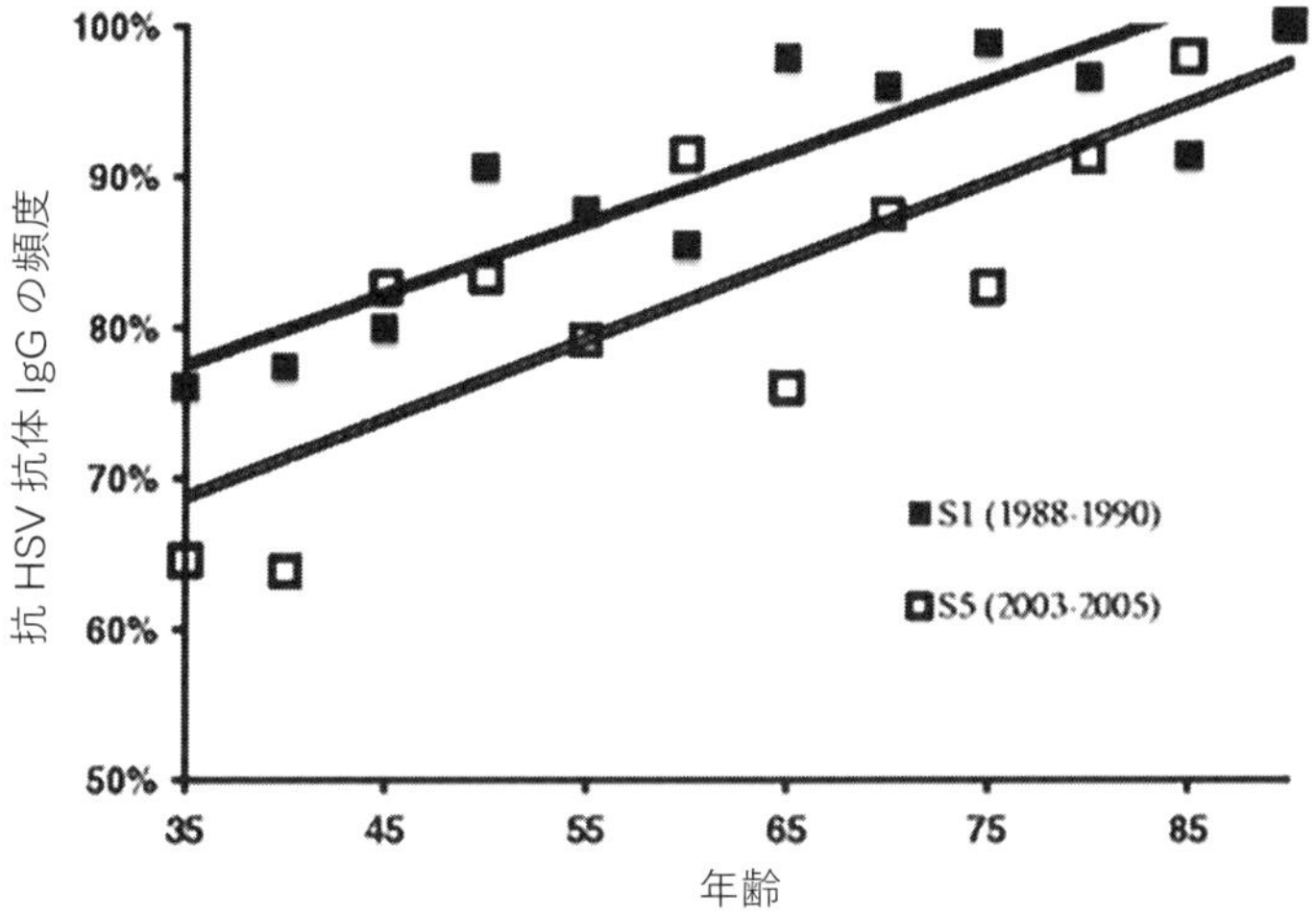

ともに加齢で増加しているが、後者は前者に比べて年次増加率が低い。

（第18図）（Olsson 2017）。

　歴年変化でみると先進国でもかつては途上国並みに口唇ヘルペス感染症が多かった時期があります。抗ウイルス薬のアルツハイマー認知症予防は地域のＨＳＶ感染の頻度に依存するため、予防が実現する与条件は、「ＨＳＶ感染が頻回に起きている」になり、そうでない場合はあまり「期待ができない」になります。

　台湾からの報告では、抗ウイルス薬の予防効果は一年目から認められました。逆に言えば、アルツハイマー認知症の発病は「比較的短期間」に起こることも確かです。ここでブラーク夫妻が五〇年以上におよぶ長い潜伏期間を持つ病気である、と記していることを思い出してください。（第6、7図）長い潜伏期間にかかわらず、発症するときは、「ある閾値を超える」と病変が比較的急速に進行するものと考えられます。

抗ウイルス薬の投与期間

抗ウイルス薬の投与期間が三〇日以上と以下では差がありました。この目的で抗ウイルス薬を使う場合は通常の規定に定められた投与期間（五～七日）では短かすぎ、より長期の処方、例えば三〇／三＝一〇日以上の処方が可能となるよう改める必要があると言えます。

米国老化研究所による早期アルツハイマー認知症に対する抗ウイルス薬治験

では既に認知症が始まっている場合はどうなのでしょうか？　早期アルツハイマー認知症のステージで抗ウイルス薬バラシクロビル二～四ｇ／日の効果をみる第二相治験が二〇一八年から五年間にわたって、米国老化研究所で組まれています。中間報告によれば、偽薬群では七八週で一五％認知能低下が見られたのに対し、バラシクロビル服用群では低下が見られず、服用量二～四ｇ／日で差はなく、ＰＥＴスキャンでも有意差を認め、第三相治験に進むのに十分な成績が得られました（Devannand 2020）。なおバラシクロビルは多発性硬化症（自己免疫で髄鞘が障害される病気）で二年間使用して副作用がないことが確かめられています。またブルゴスらが潜伏するヘルペスウイルスに対してバラシクロビルを使用した治験では軽度の頭痛とめまいが報告されていています（Burgos 2006）。

この治験では帯状疱疹の治療に用いる量の「二ないし四倍」の量を七八週にわたって投与していています。中間報告でみる限り、非投与群が「一五％認知能が低下」したのに対し、投与群では「低下がなかった」とされ、「投与量では差がなかった」ので、二倍の量でも差し支えないと考えられます。ある「閾値を超えても」抗ウイルス薬を長期に、かつ少なくとも通常量の二倍の量で使えば、進行が止められると考えられます。

望ましいＨＳＶワクチンの開発

ワクチンは色々な感染症に対し、接種が公的に実施されています。ワクチンは集団を一網打尽に免疫します。アルツハイマー認知症を克服するためにもＨＳＶワクチンが望ましいのです。しかし今日まで、ＨＳＶワクチンは実現していません。ＨＳＶは進化上変異を繰り返していて、動物とヒトのＨＳＶでは違いがあり、ワクチンの開発に難渋してきたのが実情です。

中山讓治「私の履歴書」日本経済新聞二〇二三年六月二八日によれば、「ワクチンの開発には通常一〇年ぐらいかかるのに、新型コロナワクチンがごく短期間に開発された経緯には、

「米国がワクチン開発を国家安全保障の一環と位置づけ、国を挙げて世界中の技術開発に投資してきた成果」があると記され、コロナ禍が始まった時点で、「第一相治験が完了していた」と記されています。

この問題には意外なところから帯状疱疹ワクチンが、アルツハイマー認知症を予防する、大変こころ強い報告がもたらされています。（75ページ以降参照）

米国食品医薬品局次いで日本の厚生労働省が認可したレカネマブ

二〇二三年に米国食品医薬品局ＦＤＡ次いで日本の厚生労働省がアルツハイマー認知症に対する薬剤として認可したレカネマブについて記しておきます。レカネマブはアルツハイマー認知症で生じるアミロイドβに対する抗体薬です。ダウン症ではアミロイド前駆体遺伝子ＡＰＰが位置する二一番染色体の重複が起こるので、ＡＰＰの過剰発現が起こるとともにアルツハイマー認知症がアミロイドβ沈着で始まります。アミロイド前駆体ＡＰＰは血管の構成成分なので、アミロイドβに対する抗体は脳水腫、微小出血を起こしやすくします。対象人数一、七九五人に一八ヶ月静脈内投与を行った結果、治療群で認知能低下が二七％遅くなり、進行が七ヶ月半遅くなりました。また治療群の三分の二で、ＰＥＴスキャン上アミロイドβが消失し、側頭葉の凝集タウが減少しました。脳水腫は、対照群、治療群それぞれ一．七％、一二．

六％、脳の微小出血はそれぞれ〇．一％、〇．六％でした。治療群で死者は三人で、うち二人はアミロイドが血管に溜まる病気の方でした。日本経済新聞は、レカネマブは根治薬ではなく進行を遅くする薬とコメントしています。

欧米ではコホート研究で認知症は減っている

第2表にみるごとく二〇世紀末から今世紀初頭にかけての米国、英国、オランダ、スウェーデン、日本の一四の認知症コホート研究のうち一〇は二五％から九五％までの大きな減少率を示しています。年代別でみると各年代とも減少がみられ（第19図）、特定の年代だけの減少はみられませんでした。認知症をきたすリスクについて分析すると、教育年数の増加（認知の予備能の増加）、好ましいライフスタイルの増加、高血圧合併症と脳血管障害の減少などが因子として挙げられています。このコホート研究は、死亡統計など、より大きな母集団でみた結果とは異なっています。この原因は不明ですが、コホート研究は「新しく認知症になった人」を対象としているので、「認知症で死亡した人」の統計に比べて変動を先取りしているのかもしれません。

なおこのコホート研究の結果に限って言い加えると「アルツハイマー認知症はヘルペスウイルス感染症」である疑いが濃厚になっています。先進国ではIgG抗体陽性率でみたＨＳＶ初感

第２表　コホート研究における認知症の頻度の動向

コホート	年齢	追跡年度	認知症　発症率	％増減
米国フラミンガム研究 Framingham Study	>= 60	1975－2010	3.6%→2.8%→2.2%→2.0%	－44%
米国長期ケア研究 NLTCS	> 60	1982－1999	5.7% → 2.9 %	－49%
米国退職年金基金研究 US HRS	>= 65	1993－2002	12.2% → 8.7%	－30%
米国シカゴ健康加齢プロジェクト CHAP	>= 65	1997－2008	—	不変
米国アインシュタイン加齢縦断研究 EAS	>= 70	1993－2015	5.1% → 3.1% → 1.7% → 0.23%	－95%
米国アフロアメリカン研究	>= 65	1992－2001	6.6% → 2.3%	－65%
米国モノンガヘラ研究 MoVIES MYHAT	平均 76	1987－2017	6.6% → 3.9%	－41%
米国ロチェスター疫学プロジェクト　REP	>= 65	1992－2001	6.8% → 7.5%	＋10%
オランダロッテルダム研究	> 55	1990－2000	6.56/千人 /年→ 4.92/千人 /年	－25%
オランダアムステルダム研究 LASA	>= 65	1992－2016	2.5% → 5.4%	＋53%
スウェーデンストックホルム KP SNACK-K	> 75	1987－2001	17.5% → 17.9%	＋0.01%
英国加齢縦断研究 ELSA	>= 50	2002－2006	-2.7%/ 年	－30%
英国ケンブリッジ州など MRS CFAS	>= 65	1989－2008	8.3% → 6.5%	－27%
日本福岡県久山町研究	> 65	1985－2012	6.0%→4.4%→5.3%→8.3% → 3.0%	－50%

第19図　米国アインシュタイン加齢縦断研究EASにおける70歳以上の各年代の誕生年（X軸）に対する認知症発症率（Y軸）の経年変化（Derby 2017）

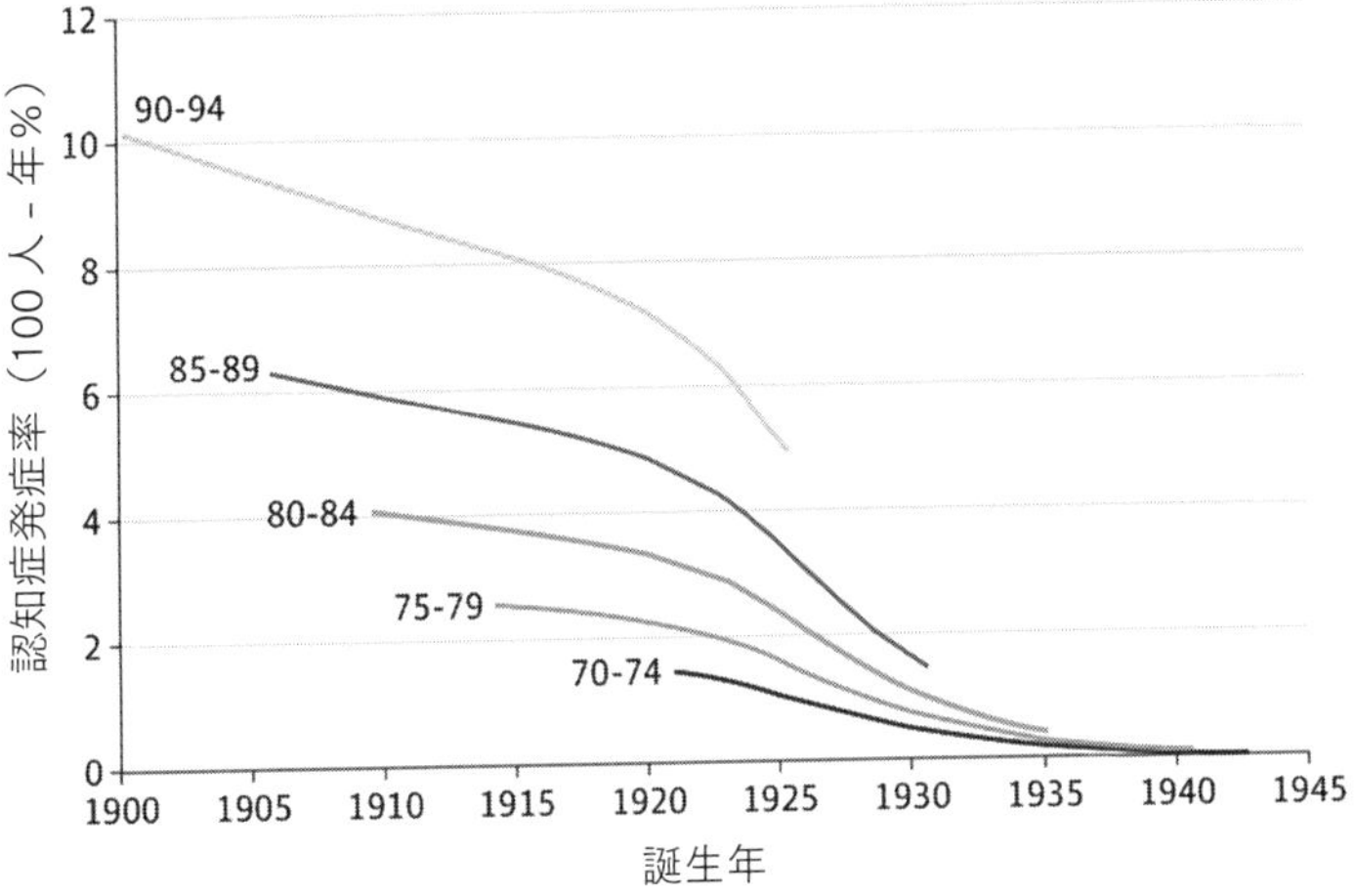

各年代とも認知症発症が一様に減少している。

染年齢が高年齢へシフトし、加齢に伴うＨＳＶ感染率増加も減少しているので、これが認知症減少の原因である可能性があります。米国疾病予防センターＣＤＣも１９９９～２０１６年の統計では人種間に差はあるものの、ヘルペスウイルスＨＳＶ１、ＨＳＶ２感染率が一貫して減少しつつあると報告しています（McQuillan 2018）。

新型コロナウイルス感染症

新型コロナウイルスは気管支粘膜に嗜好性があり、高齢者においては急性呼吸不全により多数の死者を出しています。人工呼吸器を使用した重症の患者三八人、平均年齢五九歳の気管支分泌液からは、ＰＣＲで九人に活性化したＨＳＶが単独に検出され、他のウイルスと一緒に活性化したＨＳＶが七人において検出されています。ＨＳＶ活性化率は一六／三六＝四二％になります。ＰＣＲより鋭敏な次世代シクエンサー法では患者の血中から活性化したＨＳＶ、ＶＺＶが検出されています。集中治療室に入室した患者では、血中ＨＨＶ６、エプスタイン－バーウイルスＥＢＶ、サイトメガロウイルスＣＭＶの活性化が経時的に起こってくることが認められています。

新型コロナウイルス感染症で入院した高齢者では退院後、認知能や実行機能の悪化が多数に認められています。また重症新型コロナウイルス感染患者は、ＣＭＶやＨＳＶ感染の既往が目立ち、免疫が低下しているのがうかがえます。オックスフォード大学による感染後二年間の追跡調査では六五歳かそれ以上の高齢者では、感染しない対照者の三．三％に比べて認知症の発症が四．五％と多く認められています。重症感染では免疫の指標である血中サイトカインが増加し、血中Ｔリンパ球が消滅します。新型コロナウイルス感染症は感染前からあったアルツハイマー認知症を免疫を通じて顕在化させたり、悪化させると思われます。これらは脳に潜伏しているＨＳＶを再活性化することで起きると考えられます。またアルツハイマー認知症の危険因子アポＥ４キャリアーでは、新型コロナウイルス感染症が重症化しやすいことが認められています。

第四章

帯状疱疹ワクチンの登場

帯状疱疹の臨床

帯状疱疹ウイルスVZV（Varicella Zoster Virus）は、生後、皮膚に水痘（水ぼうそう）を生じさせ、脊髄後根神経節に潜伏します。その後、免疫能が低下すると神経節に潜伏していたVZVが増殖し、知覚神経に沿って順行輸送され、皮膚に神経痛と疱疹を生じさせ、それに頭痛、眩暈（眩しい）、倦怠感などの全身症状を起こします。帯状疱疹の神経痛は知覚神経の分布に一致して起こるので、早期診断が可能で、この段階で抗ウイルス薬を使うのが望ましいとされています。

帯状疱疹の年代別罹患率は生後横ばいで推移し、五〇歳前後から七〇歳代にかけて多くなります。この帯状疱疹年代別罹患率は、ヒト免疫能の年代別推移を示していると思われ、アルツハイマー認知症の発病年齢分布を考える上で大切なポイントになります。通常、帯状疱疹は生涯にわたる免疫を生じるので、一回だけの罹患が多いのですが、運の悪い人は複数回罹患することがあります。口唇ヘルペスが生涯にわたって複数回感染するのとはずいぶん違います。アルツハイマー認知症の病原菌としては、VZV、HSV相互の関係を考えることが必要です。

帯状疱疹ウイルスVZVは脳や脊髄の髄膜の血管炎を起こし、頭痛、認知障害を起こすことがあります。髄膜の血管炎は稀に出血し、急性クモ膜下出血で急死することがあります。診断は髄膜炎の症状と三叉神経領域の発疹がほぼ同時に現れることや髄液中のVZV DNAの検出によります。治療はステロイドと抗ウイルス薬の点滴になります。一四人の帯状疱疹髄膜炎患者を三年間追跡すると認知症になっているという報告があります（Grahn 2013）（第1表、下から七番目の列）。

施設に入居している虚弱高齢者では、帯状疱疹の疱疹が治っても、免疫の崩壊をきたし、しばしば数ヶ月以内に死亡します。このことは、帯状疱疹は世間で考えられている以上に免疫系に強烈な影響を及ぼしていることを示唆します。帯状疱疹はしばしば強い神経痛を残し（帯状疱疹後神経痛）、ペインクリニックに通院する方も少なくありません。また帯状疱疹角膜炎では、失明のリスクに加えて、三叉神経節を介して、脳にウイルスが感染し、アルツハイマー認知症を起こすことが報告されています（Tsai 2017）。このような事情から、日本では帯状疱疹ワクチンを希望者に接種しています。ワクチンは以後の帯状疱疹を半分以上減らし、神経痛後遺症も少なくなります。また定期的帯状疱疹ワクチン接種を制度化している国や自治体からは、次に示すように、アルツハイマー認知症を予防する報告がもたらされています。

痛みの強い帯状疱疹と不顕性感染が過半数を占める口唇ヘルペス感染症

帯状疱疹は痛みが強く、発疹も知覚神経の分布に沿って起こるため、大多数の人は医療機関を訪れると思われ、疫学的データも信頼性があります。一方、口唇ヘルペス感染症では、症状が軽く、発疹が出ても見過ごしてしまい、医療機関を訪れない人も多く、疫学的データからは洩れてしまいます。**免疫グロブリンIgG**でＨＳＶ感染を確かめると、**感染して発疹が出るのは二五～四〇％に過ぎず、残りの六〇～七五％の人は症状がないのです**（Meikli 2022）。この不顕性感染の人たちの脳や三叉神経節にＨＳＶが潜伏しているかどうかは不明ですが、もし潜伏しているとすると、アルツハイマー認知症ヘルペスウイルス原因説からは見過ごせない背景になります。

三叉神経領域の帯状疱疹はアルツハイマー認知症を起こす

第１表の下から一～一〇番目の列は帯状疱疹ウイルスＶＺＶがアルツハイマー認知症を起こ

す＊ハザードレートＨＲと95%CI、ないし抗ウイルス薬または帯状疱疹ワクチンがアルツハイマー認知症を予防するハザードレートＨＲと95%CIを示します。三叉神経領域に属する帯状疱疹角膜炎についての台湾のツアイらの報告では｛HR 2.97(CI 1.90–4.67)｝（第1表、下から九番目の列）と認知症を起こしています。

＊ハザードレートＨＲはＨＲが一より大きければ病原菌が病気を招いていることになり、数字が大きいほど病気になりやすいことになります。一方、ＨＲが一より小さければ、薬が有効で、数字が小さいほどよく効いていることを表します。

三叉神経領域以外の帯状疱疹も弱いながらアルツハイマー認知症を起こし、抗ウイルス薬は予防する

三叉神経領域以外の帯状疱疹では西欧四ヶ国からの（Schnier 2020, Lindman 2021）の報告があり、HR CIはそれぞれ｛HR 1.18(CI 1.09–1.28)｝、｛HR 0.95(CI 0.88–1.02)｝（第1表、下から六番目の列）とリスクが微増ないし不変となっています。韓国のシェンらの報告では三叉神経領域以外の帯状疱疹が認知症を招き、｛HR 1.11(CI 1.04–1.17)｝、抗ウイルス薬で｛HR 0.55(CI 0.40–0.77)｝（第1表、下から八番目の列）。とリスクが減少し、またスウェーデンでも抗ウイルス薬の予防効果が認められています｛HR 0.9(CI 0.82–0.98)｝。

いずれにしても、三叉神経領域以外の帯状疱疹でも弱いながらアルツハイマー認知症のリスクが認められ、抗ウイルス薬の予防効果も弱いながら存在します。

帯状疱疹ワクチンはアルツハイマー認知症を予防する

第20図は英国ウエールズ州在住で一九二五年から一九四二年までの出生者二九六、六〇三人を帯状疱疹ワクチンZostavax接種の有無で分け、うち女性について二〇一三年からの七年間に新しくアルツハイマー認知症を発症した確率をY軸に、誕生日からの週をX軸に取り、左半分はワクチン非接種者、右半分は接種者の分として示したものです。ウエールズ州の帯状疱疹ワクチン接種プロジェクトでは七九歳以上の高齢者はワクチンの効果は薄いとして接種対象から除いていいます。追跡研究では、この接種対象除外者を対照として利用しています。具体的には、一九三三年九月二日以降の出生者、七一歳から七八歳まではワクチン接種者、一九三三年九月二日以前一週間の出生者七九歳は非接種者・対照者としています。左半分に比べて右半分では新しいアルツハイマー認知症の発症確率が減少しているのが明らかです｛(HR0.81（CI：0.77–0.86)｝（第1表、下から四番目の列）。

七年間の観察期間中、新しい認知症の発症は三五、三〇七人、うちアルツハイマー認知症は一四、四八一人、四一．〇%を占めました。女性の帯状疱疹ワクチン接種者ではアルツハイマー

第 20 図　女性において帯状疱疹ワクチンはアルツハイマー認知症を予防する（Readon 2023, Schnier 2022, Eyting 2022）

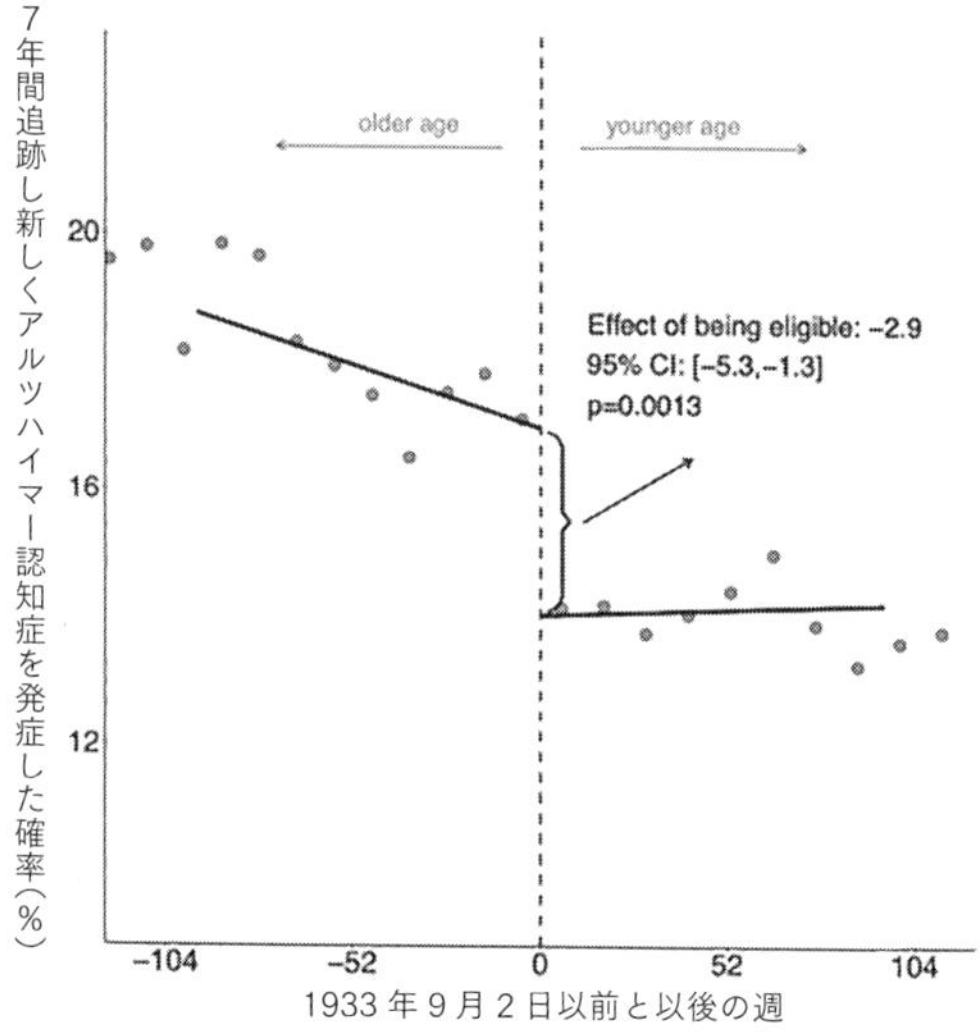

左半分は 1933 年 9 月 2 日以前の出生者で接種されず、右半分は 1933 年 9 月 2 日以降の出生者で接種を受けた。左半分の非接種者・対照に比べて右半分の接種を受けた者では 7 年間の観察期間中 19.9 %アルツハイマー認知症が減った。

認知症の発症は一九・九％減少していました。なお男性では差が見られなかったのですが、報告では男性が帯状疱疹に罹ることが少ないためと説明しています。

この報告では、「七一歳から七八歳まで」ワクチンを接種しています。この年代はアルツハイマー認知症が好発し、増加してくる年代に当たります。ブラークらが示す第6図と第7図（21、22ページ）によれば、この年代はアルツハイマー認知症のステージⅠ－Ⅱ、Ⅲ－Ⅳに該当します。このステージでも帯状疱疹ワクチンが発病を予防できることからすると、それ以前のステージa－c、Ia-Ib、Ⅰ－Ⅱ、つまり五〇歳前後から接種を開始すれば予防は一九．九％以上期待できると思われます。また第1表の下から一～四列目にわたる帯状疱疹ワクチンを使用した四つの報告では予防効果としてのＨＲは0.65～0.91と不十分で、ワクチン接種開始年齢が「六五歳～七八歳」となっています。この場合にも**五〇歳前後からワクチンを接種すれば予防効果はもっと高い、つまり低いＨＲを期待できる**と思います。

なおウエールズ州でも台湾と同じく医療情報・電子カルテの標準化がなされているゆえ、このような疫学的調査が容易になっています。

今後の課題としては、もっと若い世代、例えば五〇歳前後からの接種、ブースター、米国老化研究所による早期アルツハイマー認知症での治験（64ページ）が挙げられます。

米国のシャラーらは米国退役軍人保健局コホート一三六、〇一六人（女性四．〇％）、およびメデイケアコホート一七二、七九〇人（女性六五．〇％）を対象に、帯状疱疹ワクチンZostavaxまたはShingrixの認知症予防効果をそれぞれ一一年、九年にわたり追跡しています。第I表、下から二、三列目に示すごとく、帯状疱疹ワクチンを打たなかった群では、認知症がそれぞれ一四八．二／I万人年、三六．五／I万人年の割合で起こります。一方、打った群ではハザードレートにして米国退役軍人保健局コホートで｛HR 0.69（CI 0.67–0.72）p<0.002｝（第I表、下から三番目の列）、メデイケアコホートで｛HR 0.65（CI 0.57–0.74）p<0.002｝（第I表、下から二番目の列）それぞれ認知症が予防されたと報告しています（Scherer 2021）。

また英国のロファタナノンらは大規模外来データCPRD（Clinical Practice Research Datalink）につき、帯状疱疹ワクチンZostavaxを打った七〇歳かそれ以上の高齢者八五四、七四五人（女性五二．三％）を二〇一三年から七年間追跡し、対照八八〇万人に比べてアルツハイマー認知症が｛HR 0.91（CI 0.89–0.92）｝の割合で予防されたと報告しています（第I表の最下列）（Lophatananon 2023）。

帯状疱疹ワクチンは交差免疫による潜伏HSV再活性化防止によりアルツハイマー認知症を予防する

帯状疱疹ワクチンZostavax（生ワクチン）は米国では二〇〇六年から実用に供され（日本で

は二〇一六年から）、皮下注射で接種しています。Zostavax は新たな帯状疱疹を六一％減らし、帯状疱疹後神経痛を六〇歳かそれ以上の高齢者で六六％防ぎます。しかしその効果は加齢とともに減少し、七〇～七九歳では四一％に、八〇歳以上では一八％にまで低下します。米国では二〇一七年から（日本では二〇一八年から）遺伝子組み換えで作られた帯状疱疹ワクチン Shingrix（シングリックス）が二回の筋肉内注射で行われています。Shingrix は Zostavax に比べて一〇倍強いT細胞免疫が得られ、五〇歳かそれ以上の被接種者に九七．二％に、七〇歳かそれ以上の被接種者に九七．九％有効な免疫を与え、四年後でも八七．九％に免疫があります。

しかし Shingrix は免疫を増強するアジュバント（ラテン語 adjuvare、助けるの意。遺伝子組み換えワクチン単独で得られる低い抗体価を高め、生後感染した病原体に対する獲得免疫系ばかりでなく、母親から受け継ぐ自然免疫系も活性化する）のため、注射した部所の筋痛や全身反応を偽薬群に比べて、それぞれ三～四．八倍、二三．八倍～四二．五倍多く生じます。この副反応を軽減するため、アジュバントの改良が行われています（Nam 2022）。一方、Zostavax は細胞性免疫（リンパ組織由来のT細胞：CD4やCD8細胞そのものがウイルスなどを直接攻撃する）を獲得できても液性免疫（骨髄由来のB細胞が主体となって抗体を作る）はできにくいとされています。

ワクチンの作用点は、ウイルスのエピトープ・抗原決定基（免疫系、とくに抗体、B細胞、

T細胞によって認識される抗原の一部で交差免疫の有無を決定）です。言うまでもなく、ワクチンはウイルスに対する抗体を、免疫系を通じて作らせ、抗体はウイルスを直接攻撃して、感染を防ぎます。ワクチンは接種後、二週前後で抗体産生が始まります。

米国のエドソンらはHSVとVZVの間に共通のエピトープを認め、交差免疫の存在を確かめています（Edson 1985）。また米国のジングらは、HSVに感染しない人のCD4T細胞およびCD8T細胞には一三個の共通のエピトープがあってVZVと交差免疫があり、VZVに感染した線維芽細胞を殺してしまうと報告しています。さらにHSV、VZV各々のCD4T細胞、CD8T細胞の量的な交差免疫の程度は一〇～五〇％と認めています（Jing 2016）。つまりVZVワクチンをHSVワクチンの代わりに使うと効果は一〇～五〇％ぐらいに期待できることになります。

臨床に携わる先生が、早期アルツハイマー認知症の方を前にし、また家族から強い要請がある場合、どのような方法が考えられるのでしょうか？　帯状疱疹ワクチンが予防に有効であることと、抗ウイルス薬が進行を止めることを考え合わせると、帯状疱疹ワクチン、とくに高齢者ではシングリックスの接種と、抗ウイルス薬処方の二つが考えられます。前者は日本でも五〇歳以上ないし免疫不全症であれば、接種が健康保険で認められていますが、後者は長期投与が保険適応となっていないので、国外からの輸入になります。

脳内に起こる炎症と脳内免疫

中枢神経系には脳血液関門があって、流血中のリンパ球は脳の中には入れなくなっています。ミクログリアは卵黄嚢に由来し、胎生期五週前後、脳血液関門ができる前に中枢神経系に入り込み、脳の発生成長では、補体とともにシナプスの刈り込みに関わります。

脳には他の臓器と異なり、抗原を取り込み、細胞表面に提示し、免疫を活性化させる抗原提示細胞がありません。代わりに髄液中にはＣＤ４Ｔリンパ球があり、抗原提示の役目を担っています。ＣＤ４Ｔリンパ球は、脈絡膜や髄膜の静脈から髄液中に入り、前頭骨鼻部の篩骨板経由で頸部リンパ節へ出て行きます。

ＣＤ４Ｔリンパ球は、ＣＤ８陽性Ｔリンパ球に抗原を提示し、抗原に感染した細胞を破壊するのを助ける役目をしています。脳血液関門が何らかの原因で壊れるとＢリンパ球（骨髄由来で、脾臓に移動し、細胞表面に免疫グロブリンを発現させている）が流血中から脳内に流入し、抗体を産生する免疫細胞に分化し、脳内で炎症が起こってきます。

第五章

統合失調症と単純ヘルペスウイルスＨＳＶⅠ

統合失調症の抗ウイルス薬治験は地域のＨＳＶ１感染率の影響を受ける（第Ⅰ表、第21図）

思春期から四〇歳前後にかけて発病する統合失調症では、認知障害が一つの症状とされ、感染症との関係が疑われています。なかでも単純ヘルペスウイルスＨＳＶⅠ感染との関係を追求する疫学研究が盛んに行われてきました。

二〇一三年、米国のプラサドらは、統合失調症二四例を対象にバラシクロビル三ｇ／日を投与した予備的第二相ランダム化比較治験でバラシクロビルの投与により認知能の劣化を防ぐことができたとしています。彼らはさらに二〇一八年、平均年齢三一～三二歳、六二例の統合失調症に対し、感情認知能ＥＭＯＤ（EMOtion identification Discrimination）、感覚運動機能、空間認知能を指標としたパラシクロビル三ｇ／日、一六週投与の結果を報告しています。第二相

第21図　右図：統合失調症において平均２年の観察期間で、HSV感染者は非感染者に比べて感情認知能の急速な劣化を見た。左図：バラシクロビルを16週投与したら、わずかであるが有意の感情認知能の改善を招くことができた。

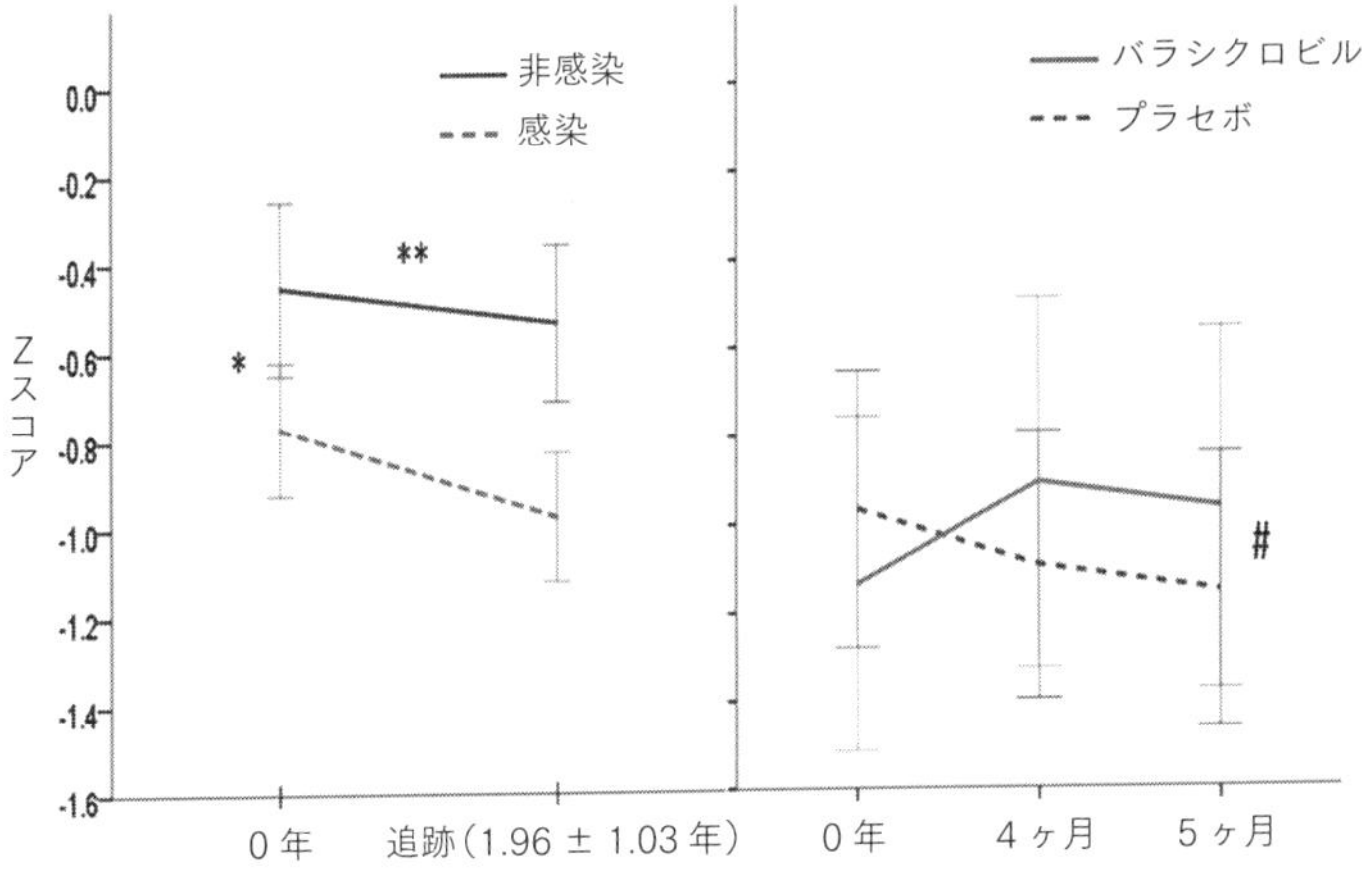

治験に入る前の平均二年の観察期間ではＨＳＶ感染者は非感染者に比べて感情認知能の急速な劣化を見ています。そしてドロップアウトを除いた投与群二五例では、非投与群三一例に比べて、三つの指標のうち、わずかではあるが、有意の感情認知能の改善を招くことができたと記しています。しかし他の同様の治験（Breier 2019）では投与群と非投与群との差がなかったと報告されています。この原因の一つには対象患者が、前者がインド在住者、一方後者では米国在住者である違いが考えられます。というのは、バラシクロビルの効果は、それぞれの国や地域のＨＳＶⅠの「初感染年齢や再感染の

頻度により左右される」と思われるからです（抗ウイルス薬の予防効果は地域のＨＳＶ感染頻度に依存する項61ページ参照）。

第六章

言語能力による早期アルツハイマー認知症発見法

アルツハイマー認知症では臨床症状を呈するより以前に脳にアミロイドβ沈着や神経原繊維変化を生じます。軽度認知障害ＭＣＩ（Mild Cognitive Impairment）のステージで抗ウイルス薬投与を開始するよりも、より早期に高リスク者を同定して抗ウイルス薬を投与できれば、より優れた予防効果を期待できると思われます。

簡便で安価に済み、かつ信頼性が高い（感受性：病気を一〇〇％検出する、特異性：病気でない人を誤診しない）検査法が求められます。この要請に応えるには、有名なナンスタディが参考となります。ナンスタディでは「入信時、平均二二歳で書いた自伝を解析した言語能力が八〇歳まで年を取った時、アルツハイマー認知症になっているか、なっていないかを予測する」ことが認められています。

ナンスタディに倣い、コホート研究で軽度認知障害ＭＣＩを発症した人々の認知・言語能力の記録を遡って調査し、何時からどの指標を以って高リスクとなっていたかを検出する研究が一つの答えとなります。ここでは二〇二〇年に報告された米国フラミンガム研究の成果を紹介します。

フラミンガム心臓研究（Framingham Heart Study）は一九四八年に創設され、一九八一年から認知能検査法が追加されています。このコホート研究では高学歴で認知の予備能が認められ、また女性が認知症になった場合、進行が速いことが認められています。認知能検査法は、ボストン失語検査法・CTT（Cookie-Theft Picture Description Task）「台所で母親が皿洗いをしている隙に、少年と少女が棚にあるお菓子を盗ろうとしており、少年が立っている椅子が倒れそうである。一方、流しでは水が溢れて床に流れ落ちている」絵を見て文章を記載してもらう検査法を採用しています（第22図）。この検査法は米国で失語症・認知症の診断に汎用されています。実施に要する時間は約二分と短時間で済みます。減点となるポイントを例示すると「電報のような単語だけの文章、非流暢性言語、繰り返し言語、単数・複数の無視、文法の欠如、定冠詞・不定冠詞の欠落、綴りの間違いなど」となっています（Satizabal 2016）。

認知能検査を加えたフラミンガム心臓研究からの報告では認知能正常者三、一三三人から後年軽度認知障害ＭＣＩと診断された人四〇人と、背景をマッチさせた正常認知能を保った四〇人、各々平均年齢七九歳を対象に解析をしています。ＣＴＴ法による正診率はＲＯＣ曲線（Re-

第22図　「台所で母親が皿洗いをしている隙に、少年と少女が棚にあるクッキーを盗ろうとしており、少年が立っている椅子が倒れそうである。一方流しでは水が溢れて床に流れ落ちている」絵を見て文章を書いてもらう認知能検査法　CTT

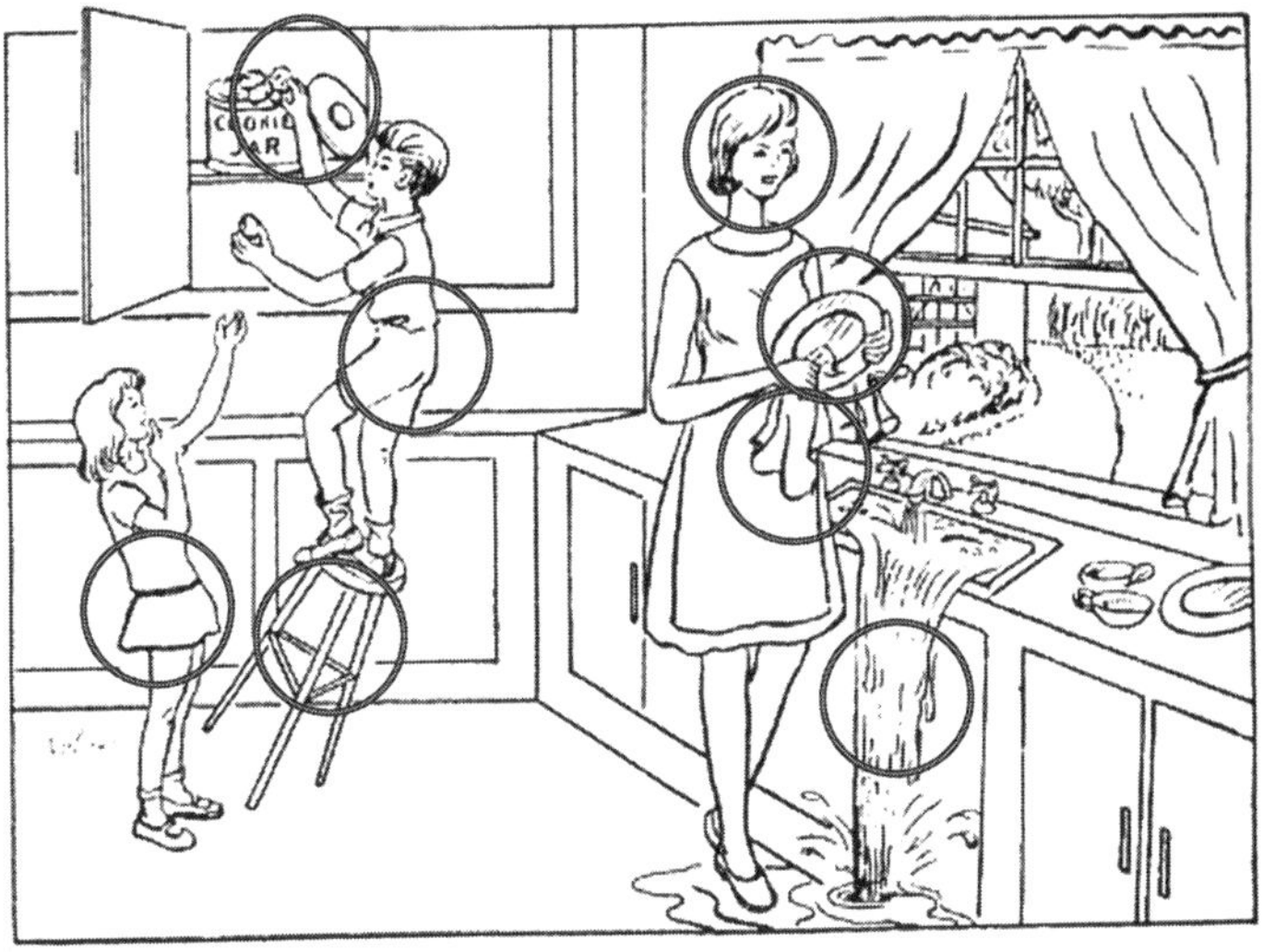

母親、皿、皿拭き、少女、少年、少年が立っている椅子が倒れそう、流しで水が溢れて床に流れ落ちている認識ができないと減点される(Satizabal 2016)。

第 23 図　ROC 曲線で判定した軽度認知障害発症予測率
（Satizabal 2016）

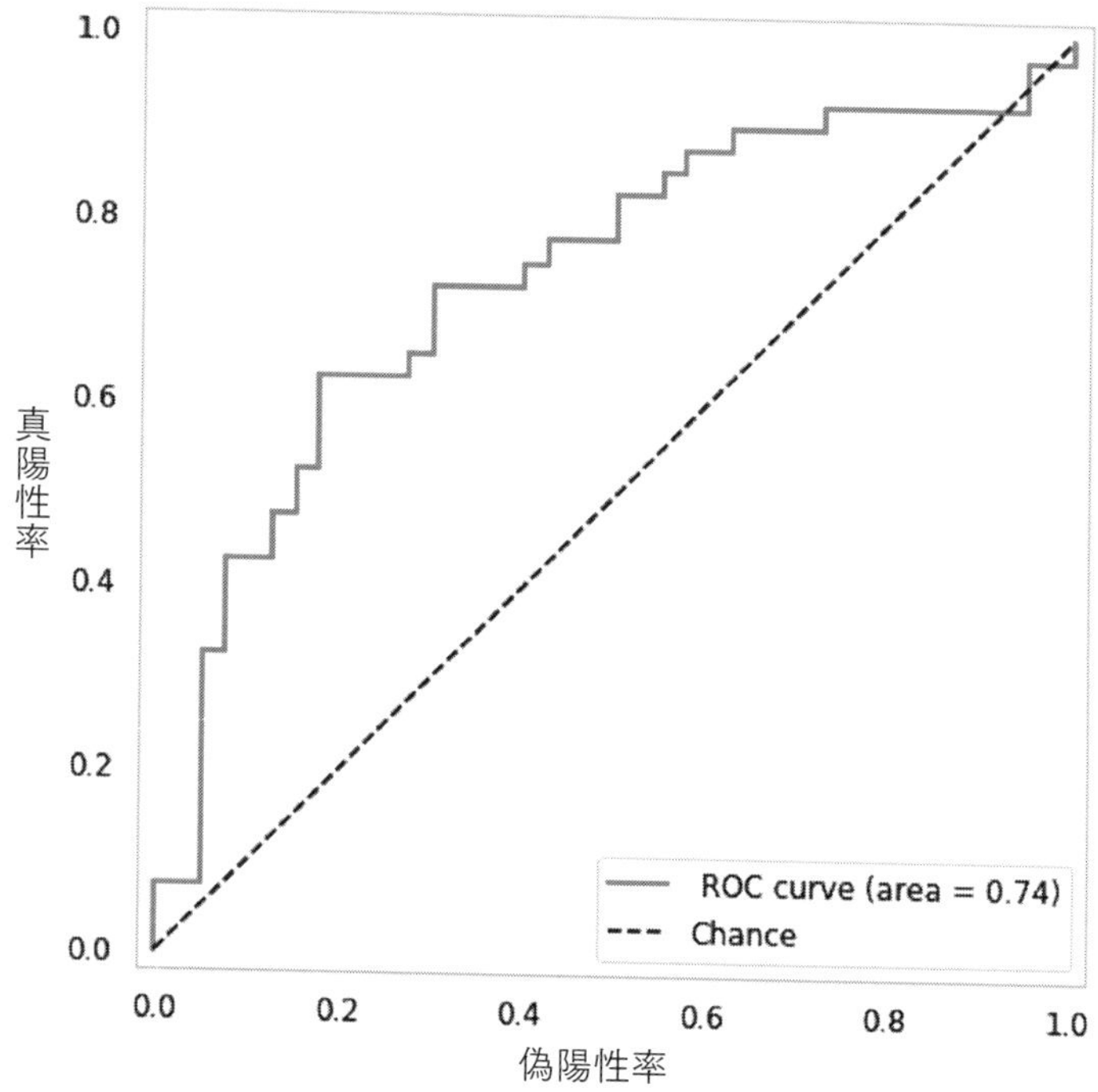

AUC 0.74、AUC 0.7-0.8 は経験的に良好な数値である。

ceiver Operating Characteristic curve）でＡＵＣ（Area Under Curve）（ＲＯＣ曲線下の面積）は〇．七四（〇．七－〇．八でかなり良い）で信頼性が高いとされています（第23図）。後年ＭＣＩ発症に寄与するポイントを挙げると、「少年が転落する、皿、皿を拭いている、少女、少年、母親の認識」でした（第22図）。また危険因子アポＥの寄与はＣＴＴ法による検出法には遠く及びませんでした。

認知能正常から認知能劣化までの期間は三．九三±三．六九年、ＭＣＩ診断までは七．五九±四．〇一年、つまりＭＣＩに陥る前、その差の三．六六年早く抗ウイルス薬を投与する候補者を特定することが可能となります（Satizabal 2016）。

終わりに

本書を出版したいと思ったのは、表題「アルツハイマー認知症は抗ウイルス薬と帯状疱疹ワクチンで予防できる」に尽きます。この知見が世界中に広がり、多くの人々がアルツハイマー認知症に悩まされている現状を一日でも早く解消したいと思っています。

今日アルツハイマー認知症の研究者の目標と治療はもっぱらアミロイドβと凝集タウに絞られています（Herrup 2021）。製薬会社や大部分のアルツハイマー認知症の家族の会や友の会の関心も同じです。アミロイドやタウはもともと神経細胞の構成成分ですから、アミロイドβや凝集タウを目標とする治療が副作用を招きやすいのは当然です。アミロイドβや凝集タウは「感染症が原因で生じた結果」であって、アルツハイマー認知症に至る過程に過ぎません。アミロイドβや凝集タウが「何故生じるのか」「それを防ぐにはどうすれば良いか」の方がサイエンスとして本命だと思います。

アルツハイマー認知症を熱心に研究して来たのは神経病理学者でした。神経病理学は剖検脳を対象としますが、臨床にも大変熱心です。アロイス・アルツハイマー博士はその好例です。神経病理学者は、かつて梅毒スピロヘータが起こす脳梅毒を扱い、ウイルスが起こす脳の病気にも通じています。今日でもウイルス脳炎はさほど珍しい病気ではありません。アルツハイマー認知症ヘルペスウイルス原因説を唱えたのはカナダの神経病理学者でした。凝集タウに基づくステージ分類を考えたのはドイツの神経病理学者です。

一方、アルツハイマー認知症ヘルペスウイルス原因説を実証するのは疫学者の仕事です。疫学は英国テムズ川の汚染水がコレラ流行の原因だと、外科医だったジョン・スノウが見抜いた時に始まります。当時コレラは空気伝染すると信じられ、スノウは大きく発想を転換したのです。

今日の疫学は医療情報・電子カルテの標準化を土台にしています。これを実現するには個々人をナンバー付けし、医療情報を国民共有のものにする必要があります。米国の社会保障番号に相当するマイナンバーカードが日本では必要です。日本でマイナンバーカードの実施がもたついているのは困ったことです。

日本では医療情報・電子カルテの標準化がされていません。日本の植民地だった台湾は二〇〇四年に健康保険証にICチップを埋め込み、医療情報・電子カルテを国民共有のものにしています。台湾がアルツハイマー認知症ヘルペスウイルス原因説を最初に実証したのは当然の成果と言わなければなりません。

一九九四年に高齢者健常脳とアルツハイマー脳にHSV-I-DNAを検出して以来、熱心にアルツハイマー認知症ヘルペスウイルス原因説を推進してきた英国マンチェスター大学（現オックスフォード大学高齢化問題研究所）のイツアキ教授は二〇二一年に総説を記し（Itzhaki 2021）、翌年には日経・フィナンシャルタイムズが内容を紹介しています。一九九四年当時はこの説に反対する勢力が非常に強かったが、ここ数年はＨＳＶだけでなく帯状疱疹ウイルスＶＺＶがアルツハイマー認知症に関わってくるなど、ヘルペスウイルス原因説を支持する多数の論文が出るようになり、かつ反対する論文が見当たらなくなったと記しています。

この本はアルツハイマー認知症に限って二〇二三年一二月までに報告された論文を基に書きました。認知症にはアルツハイマー認知症のほかに血管性認知症、白質脳症・ビンスワンガー病、嗜銀顆粒性認知症、進行性核上麻痺、皮質基底核変性症、レビー小体認知症、パーキンソン病に伴う認知症、脊髄小脳萎縮症における認知症、筋萎縮性側索硬化症、グアム島の風土病・筋萎縮性側索硬化症／パーキンソン・認知症複合、前頭側頭葉変性症、ＨＩＶ感染症による認知症、橋本甲状腺炎による認知症、イオンチャンネル受容体抗体による認知症、骨髄疾患による認知症、海馬硬化症による認知症、正常圧水頭症による認知症、脳腫瘍による認知症があります。これらの認知症について知りたい方は成書ないし、拙著『認知症のブレインサイエンスとケア―アルツハイマー認知症は抗ウイルス薬で予防できる』（かまくら春秋社二〇二一年出版）をご覧ください。

この本の出版までには多くの人々にお世話になりました。原稿を書くよう勧められた畏友海老原治様、原稿に目を通していただいた清水夏繪先生、およびクラウドファンディングに尽くして頂いた藤村薫様、沼田安弘様、渡貫久仁子様、渡貫康子様、渡貫裕様に厚く御礼申し上げます。また編集して頂いた三省堂書店／創英社の担当者様に感謝します。最後にこれまで支えてくれた妻松下歌子に感謝します。

文　献

第一章　アルツハイマー認知症

Braak H, Tredici K D, Evolutional Aspects of Alzheimer's Disease Pathogenesis. J Alzheimer's Disease 2013, 33: S155-S161.

Braak H, Tredici K D, Poor and protracted myelination as a contributory factor to neurodegenerative disorders. Neurobiology of Aging 2004, 25: 19-23.

Braak H, Braak E. Development of Alzheimer-related neurofibrillary changes in the neocortex inversely recapitulates cortical myelogenesis. Acta Neuropathol 1996, 92:197-201.

Braak H, Tredici K D, The preclinical phase of the pathological process underlying sporadic Alzheimer's disease. BRAIN 2015, 138: 2814-2833.

Braak H, Tredici K D. Spreading of Tau Pathology in Sporadic Alzheimer's Disease Along Cortico-cortical Top-Down Connections. Cereb Cortex 2018, 28: 3372-3384.

Braak H, Tredici K D. Potential Pathways of Abnormal Tau and a-Synuclein Dissemination in Sporadic Alzheimer's and Parkinson's Diseases. Cold Spring Harb Perspect Biol 2016, 8: a023630.

Šimić G et al. Tau Protein Hyperphosphorylation and Aggregation in Alzheimer's Disease and Other Tauopathies, and Possible Neuroprotective Strategies. Biomolecules 2016, 6, 6; doi:10.3390/biom6010006.

Braak H. Stages of the pathologic process in Alzheimer disease: age categories from 1 to 100 years. J Neuro-

pathol Exp Neurol 2011, 70: 960–969.
Rapoport SI. Integrated phylogeny of the primate brain with special reference to humans and their diseases. Brain Res Brain Res Rev 1990, 15: 267–294.
Rapoport SI, Nelson PT. Biomarkers and evolution in Alzheimer disease. Prog Neurobiol. 2011, 95: 510–513.
Rapoport SI. Brain evolution and Alzheimer's disease. Rev Neurol (Paris). 1988, 144:79–90.
Guo T et al. Roles of tau protein in health and disease. Acta Neuropathol. 2017, 133: 665–704.
Mandelkow E-M, Mandelkow E. Biochemistry and Cell Biology of Tau Protein in Neurofibrillary Degeneration. Cold Spring Harb Perspect Med 2012, 2: a006247.

第二章　アルツハイマー認知症研究におけるブレークスルー・ウイルス原因説

水谷俊雄 神経病理学者が語る脳の病気 中央公論事業出版２０１６.
〈単純ヘルペスウイルス感染症の臨床〉
小林暁子　順天堂大学医学部付属順天堂医院総合診療科　テイーペック健康ニュース　１３６号　2004/3/12.
Engelberg R, et al. Natural history of genital herpes simplex virus type 1 infection. Sex Transm Dis. 2003, 30: 174–177.
Diamond C et al. Clinical course of patients with serologic evidence of recurrent genital herpes presenting with signs and symptoms of first episode disease. Sex Transm Dis. 1999, 26: 221–225.
Doi Y et al. Seroprevalence of herpes simplex virus 1 and 2 in a population-based cohort in Japan. J Epidemiol 2009, 19: 56–62.
Shen JH et al. Seroprevalence of herpes simplex virus type 1 and 2 in Taiwan and risk factor analysis. 2007. PLoS One 2015, 10: e0134178.
Olsson J et al. Herpes virus seroepidemiology in the adult Swedish population. Immun Ageing 2017, 14: 10.

Malkin JE et al.Seroprevalence of HSV1 and HSV2 infection in the general French population. Sex Transm Infect 2002, 78: 201-203.

〈ヘルペスウイルスについて〉

Bjornevik K et al. Longitudinal analysis reveals high prevalence of Epstein-Barr virus associated with multiple sclerosis. SCIENCE 2022, 375: 296-301.

Kobayashi N et al. Human herpesvirus 6B greatly increases risk of depression by activating hypothalamic-pituitary -adrenal axis during latent phase of infection. Science. 2020, 23: 101187.

Edson CM et al. Cro ss-Reactivity Between Herpes Simplex Virus Glycoprotein B and a 63,000-DaltonVaricella-ZosterVirusEnvelopeGlycoprotein. J Virology. 1985, 56: 333-336.

Ndumbe PM, Levinsky RJ. Immunological cross-reactivities among three herpesviruses. J Immunol Methods. 1985, 83: 337-342.

Yuan S, et al. Cryo-EM structure of a herpesvirus capsid at 3.1 Å. Science 2018, 360: eaao7283.

Raghu 2020 http://bacvirpara.blogspot.com/2011/07/varicella-zoster-virus-chicken-pox.html.

Heming JD et al. Herpesvirus capsid assembly and DNA packaging. Adv Anat Embryol Cell Biol. 2017; 223: 119-142.

Shiraki K et al. Polypeptides of Varicella-Zoster Virus (VZV) and Immunological Relationship of VZV and Herpes Simplex Virus (HSV). J gen Virol 1982, 61: 255-269.

Kühn JE et al. HSV-1 gB and VZV gp-II crossreactive antibodies in human sera. Arch Virology 1990, 112: 203-213.

Laing KL et al. Immunobiology of Varicella-Zoster Virus Infection. JID 2018:218 (Suppl 2)

Chiu C et al. Broadly Reactive Human CD8 T Cells that Recognize an Epitope Conserved between VZV, HSV and EBV. Plos Pathogens 2014, https://doi.org/10.1371/journal.ppat.1004008.

Jing L et al. Extensive CD4 and CD8 T-cell cross-reactivity between alphaherpesviruses. J Immunol 2016, 196: 2205-2218.

〈単純ヘルペスウイルスがアルツハイマー認知症を起こす機序／新生児ヘルペスウイルス脳炎〉

Cheng SB et al. Herpes simplex virus dances with amyloid precursor protein while exiting the cell. PLoS One. 2011, 6:e17966.

Kimberlin DW et al. Oral acyvlovir suppression and neurodevelopment after neonatal herpes. N Eng J Med 2011, 365: 1284-1292.

Brown W, et al. Chronic active herpes simplex type 2 encephalitis in an asymptomatic immunocompetent child. J Child Neurol 2010, 25: 901-908.

Wozniak MA et al. Alzheimer's disease-specific tau phosphorylation is induced by herpes simplex virus type 1. J Alzheimers Dis 2009, 16: 341-350.

De Chiara G et al. Recurrent herpes simplex virus-1 infection induces hallmarks of neurodegeneration and cognitive deficits in mice. PLoS Pathog 2019, 15: e1007617.

Clavaguera F et al. Brain homogenates from human tauopathies induce tau inclusions in mouse brain. Proc Natl Acad Sci U S A 2013, 110: 9535-9540.

Moir RD et al. The antimicrobial protection hypothesis of Alzheimer's disease. Alzheimers Dement 2018, 4: 1602-1614.

Balin BJ, Hudson A. Herpes viruses and Alzheimer's disease: new evidence in the debate. Lancet Neurol. 2018, 17: 839-841.

Ezzat K, et al. Then viral protein corona directs viral pathogenesis and amyloid aggregation. Nat Commun, 2019, 10, 2331.

Lindman KL et al. A genetic signature including apolipoprotein Eε4 potentiates the risk of herpes sim-

plex-associated Alzheimer's disease. Alzheimers Dement (NY) 2019, 5: 697-704.
Lövheim H et al. Herpes simplex virus, APOEε4, and cognitive decline in old age: Results from the Betula Cohort Study. J Alzheimers Dis 2019, 67: 211-220.
Linard M et al. Interaction between APOE4 and herpes simplex virus Type 1 in Alzheimer's disease. Alzheimers Dement 2020, 16: 200-208.
Itzhaki R. There is mounting evidence that herpes leads to Alzheimer's. BBC Future. 2018, Oct 23.
Itzhaki RF. Possible factors in the etiology of Alzheimer's disease. Mol Neurobiol 1994, 9: 1-13.
〈ヘルペスウイルスのアミロイド前駆体ＡＰＰ軸索・微小管輸送〉
Satpute-Krishnan P et al. Fast anterograde transport of herpes simplex virus: role for the amyloid precursor protein of alzheimer's disease. full text links Aging Cell 2003, 2: 305-318.
Bearer E. HSV, axonal transport and Alzheimer's disease: in vitro and in vivo evidence for causal relationships. Future Virol 2012, 7: 885-899.
〈疫学研究はアルツハイマー認知症ウイルス原因説を支持する〉
Ball MJ. "Limbic predilection in Alzheimer dementia: is reactivated herpesvirus involved?" Can J Neurol Sci 1982, 9: 303-306.
Itzhaki R F. Corroboration of a Major Role for Herpes Simplex Virus Type 1 in Alzheimer's Disease. Front Aging Neurosci 2018, 10: 324.
Itzhaki R F. Overwhelming Evidence for a Major Role for Herpes Simplex Virus Type 1 (HSV1) in Alzheimer's Disease (AD); Underwhelming Evidence against. Vaccines (Basel) 2021, 9: 679.
Wozniak MA, Itzhaki RF. Antiviral agents in Alzheimer's disease: hope for the future? Ther Adv Neurol Disorder. 2010, 3: 141-152.
Schnier C et al. Reduced dementia incidence after varicella zoster vaccination in Wales 2013-2020. Alzhei-

mer's & Dementia 2020, 8: e12293.

Schnier C et al. Antiherpetic medication and incident dementia: Observational cohort studies in four countries. European Journal of Neurology 2021, 28: 1840-1848.

Tzeng NS et al. Anti-herpetic Medications and Reduced Risk of Dementia in Patients with Herpes Simplex Virus Infections-a Nationwide, Population-Based Cohort Study in Taiwan. Neurotherapeutics 2018 15: 417-429.

第三章　アルツハイマー認知症ヘルペスウイルス原因説を検討する

〈ヘルペスウイルスＨＳＶ１感染からみたアルツハイマー認知症／危険因子アポＥ４の遺伝子多型とＨＳＶヘルペスウイルス／アポＥ遺伝子多型とＨＳＶ１感染の関係〉

Liu L et al. Recruitment of apolipoprotein E facilitates Herpes simplex virus 1 release. https://doi.org/10.1101/2023.02.10.526562

Burgos JS et al. Effect of Apolipoprotein E on the Cerebral Load of Latent Herpes Simplex Virus Type 1 DNA. J Virol 2006, 80: 5383-5387.

〈アポＥ遺伝子多型と拮抗的多面発現性〉

Zhao C. APOE ε4 modifies the relationship between infectious burden and poor cognition. Neurol Genet 2020, 6: e462.

Lövheim H et al. Herpes Simplex Virus, APOEε4, and Cognitive Decline in Old Age: Results from the Betula Cohort Study. J Alzheimers Dis 2019, 67: 211-220.

Gharbi-Meliani A et al. The association of APOE ε4 with cognitive function over the adult life course and incidence of dementia: 20 years follow-up of the Whitehall II study. Alzheimers Res Ther 2021; 13: 5.

Murphy JM et al. Herpes simplex virus 1 and the risk of dementia: a population-based study. Sci Rep 2021;

11: 8691.
Mekli K et al. Investigation of the association between the antibody responses to neurotropic viruses and dementia outcomes in the UK Biobank. PLoS One. 2022 , 17: e0274872.
Finch CE. Evolution of the human lifespan and diseases of aging: Roles of infection, inflammation, and nutrition. Proc Natl Acad Sci U S A. 2010, 26: 1718-1724.
〈抗ウイルス薬の予防効果は地域のＨＳＶ感染頻度に依存する／抗ウイルス薬の投与期間／米国老化研究所による早期アルツハイマー認知症に対する抗ウイルス薬治験〉
Denannand DP et al. Antiviral therapy: valacyclovir treatment of Alzheimer's disease (VALAD) trial: protocol for a randomised, double-blind placebo-controlled, treatment trial. BMJ 2020, 10: e032112.
Burgos JS et al. Effect of Apolipoprotein E on the Cerebral Load of Latent Herpes Simplex Virus Type 1 DNA. J Virol 2006, 80: 5383-5387.
〈望ましいＨＳＶワクチンの開発〉
中山譲治「私の履歴書」日本経済新聞 2023/6/28
Murphy JM et al. Herpes simplex virus 1 and the risk of dementia: a population-based study. Sci Rep 2021; 11: 8691.
Doi Y et al. Seroprevalence of herpes simplex virus 1 and 2 in a population-based cohort in Japan. J Epidemiol 2009, 19: 56-62.
Smith JS. Robinson J. Age-Specific Prevalence of Infection with Herpes Simplex Virus Types 2 and 1: A Global Review. The Journal of Infectious Diseases 2002, 186(Suppl 1): S3-28.
Shen JH et al. Seroprevalence of herpes simplex virus type 1 and 2 in Taiwan and risk factor analysis. 2007. PLoS One 2015, 10: e0134178.
Olsson J et al. Herpes virus seroepidemiology in the adult Swedish population. Immun Ageing 2017, 14: 10.

Malkin JE et al. Seroprevalence of HSV1 and HSV2 infection in the general French population. Sex Transm Infect 2002,78: 201–203.

Wertheim JO et al. Evolutionary origin of human herpes simplex viruses1 and 2. Mol Biol Evol 2014, 31: 2356–2364.

Szpara ML et al. Evolution and diversity in human herpes simplex virus genomes. J Virol 2014, 88: 1209–1227.

Norberg P. Divergence and genotyping of human alpha-herpes viruses : an overview. Infect genet Evol 2010, 10: 14–25.

〈米国食品医薬品局次いで日本の厚生労働省が認可したレカネマブ〉

ALZFORUM THERAPETICS Lequembi 2023.

日本経済新聞　2023/7/8

〈欧米ではコホート研究で認知症は減っている〉

Matthews FE et al. A two-decade comparison of prevalence of dementia in individuals aged 65 years and older from three geographical areas of England: results of the Cognitive Function and Ageing Study I and II. Lancet 2013, 382: 1405–1412.

Larson EB et al. New insights into the dementia epidemic. N Engl J Med 2013, 369: 2275–2277.

Satizabal CL et al. Incidence of dementia over three decades in the Framingham Heart Study. N Engl J Med 2016, 374: 523–532.

Qiu C et al. Twenty-year changes in dementia occurrence suggest decreasing incidence in central Stockholm, Sweden. Neurology 2013, 80:1888–1894.

Qiu C, Fratiglioni, L. Aging without Dementia is Achievable: Current Evidence from Epidemiological Research. J Alzheimers Dis 2018, 62: 933–942.

Derby CA et al. Trends in Dementia Incidence in a Birth Cohort Analysis of the Einstein Aging Study. JAMA Neurol. 2017,74: 1345-1351.

Ahmadi-Abhari S, et al. Temporal trend in dementia incidence since 2002 and projections for prevalence in England and Wales to 2040: Modelling study. BMJ 2017, 358: j2856.

Sullivan KJ et al. Declining incident dementia rates across four population- based birth cohorts. J Gerontol A Biol Sci Med Sci 2018. doi: 10.1093/gerona/gly236.

Sullivan KJ et al. Declining dementia incidence in the MONONGAHELA valley: Birth cohort analyses from the MOVIES and MYHAT studies. Alzheimer's Dementia 2018, 14: 579-579.

van den Kommer TN et al. Time trend in persistent cognitive decline: Results from the longitudinal aging study Amsterdam. J Gerontol B Psychol Sci Soc Sci 2018;73(Suppl 1) S57-64.

Rocca WA et al. Trends in the incidence and prevalence of Alzheimer's disease, dementia, and cognitive impairment in the United States. Alzheimers Dement 2011, 7: 80-93.

Hebert LE et al. Change in risk of Alzheimer disease over time. Neurology. 2010, 31; 75: 786-91.

Schrijvers EM. Is dementia incidence declining? Trends in dementia incidence since 1990 in the Rotterdam Study. Neurology 2012, 78: 1456-1463.

Manton KG et al. Declining prevalence of dementia in the U.S. elderly population. Adv Gerontol 2005, 16: 30-37.

Langa KM et al. Trends in the prevalence and mortality of cognitive impairment in the United States: Is there evidence of a compression of cognitive morbidity? Alzheimers Dement 2008, 4: 134-144.

Ninomiya T. Japanese Legacy Cohort Studies. The Hisayama Study. J Epidemiol. 2018, 28: 444-451.

McQuillan G et al. Prevalence of Herpes Simplex Virus Type 1 and Type 2 in Persons Aged 14-49: United States, 2015-2016. https://www.cdc.gov/nchs/data/databriefs/db304.pdf

Gharbi-Meliani A et al. The association of APOE ε4 with cognitive function over the adult life course and incidence of dementia: 20 years follow-up of the Whitehall II study. Alzheimers Res Ther 2021, 13: 5.

Finch CE. Evolution of the human lifespan and diseases of aging: Roles of infection, inflammation, and nutrition. Proc Natl Acad Sci U S A. 2010, 26: 1718-1724.

〈新型コロナウイルス感染症〉

Heneka MT et al. Immediate and long-term consequences of COVID-19 infections for the development of neurological disease. Alzheimers Res Ther 2020, 12: 69.

Kuo C-L et al. APOE e4 Genotype Predicts Severe COVID-19 in the UK Biobank Community Cohort. J Gerontol A Biol Sci Med Sci 2020, 75: 2231-2232.

Shrock E et al. Viral epitope profiling of COVID-19 patients reveals cross-reactivity and correlates of severity. Science 2020, 370, 6520 DOI: 10.1126/science.abd4250

Kashir J et al. COVID-19: cross-immunity of viral epitopes may influence severity of infection and immune response. Signal Transduction and Targeted Therapy 2021, 6: 102.

第四章　帯状疱疹ワクチンの登場

〈帯状疱疹の臨床／痛みの強い帯状疱疹と不顕性感染が過半数を占める口唇ヘルペス感染症／三叉神経領域の帯状疱疹はアルツハイマー認知症を起こす／三叉神経領域以外の帯状疱疹も弱いながらアルツハイマー認知症を起こし、抗ウイルス薬は予防する／帯状疱疹ワクチンはアルツハイマー認知症を予防する／帯状疱疹ワクチンは交差免疫による潜伏ＨＳＶ再活性化防止によりアルツハイマー認知症を予防する〉

Readon S. Does shingles vaccination cut dementia risk? Large study hints at a link. Nature, 2023 Jun 6. doi: 10.1038/d41586-023-01824-1.

Eyting M et al. Causal evidence that herpes zoster vaccination prevents a proportion of dementia cases. doi:

https://doi.org/10.1101/2023.05.23.23290253.

Schnier C et al. Reduced dementia incidence after varicella zoster vaccination in Wales 2013-2020. Alzheimers Dement (N Y) 2022 Apr 13;8(1): e12293.

Braak H et al. Stages of the pathologic process in Alzheimer disease: Age categories from 1 to 100 years. J Neuropathol Exp Neurol 2011, 70: 960-969.

Tsai M-C et al. Increased risk of dementia following herpes zoster ophthalmicus. 2017.
https://doi.org/10.1371/journal.pone.0188490.

Grahn A et al. Cognitive impairment 3 years after neurological Varicella-zoster virus infection: a long-term case control study. J Neurol 2013, 260: 2761-279.

Šimić G et al. Tau Protein Hyperphosphorylation and Aggregation in Alzheimer's Disease and Other Tauopathies, and Possible Neuroprotective Strategies. Biomolecules 2016, doi: 10.3390/biom6010006.

Chen X C-H et al. Herpes Zoster and Dementia: A Nationwide Population-Based Cohort Study. J Clin Psychiat 2018, 79: 16m11312.

Sullivan NL et al.Understanding the immunology of the Zostavax shingles vaccine. Current Opinion in Immunology 2019, 59: 25-30.

Sutradhar SC et al. Comparison of the Levels of Immunogenicity and Safety of Zostavax in Adults 50 to 59 Years Old and in Adults 60 Years Old or Older. Clinical and Vaccine Immunology 2009, 16: DOI: https://doi.org/10.1128/CVI.00407-08.

Nam HJ et al. An adjuvanted zoster vaccine elicits potent cellular immune responses in mice without QS21. npj Vaccines. 2022, https://doi.org/10.1038/s41541-022-00467-z.

Scherer JF et al. Impact of herpes zoster vaccination on incident dementia: A retrospective study in two patient cohorts. PLoS One 2021, https://doi.org/10.1371/journal.pone.0257405.

Lophatananon A et al. The association of herpes zoster and influenza vaccinations with the risk of developing dementia: a population-based cohort study within the UK Clinical Practice Research Datalink. BMC Public Health 2023, 23: 1903. https://doi.org/10.1186/s12889-023-16768-4

Edson CM et al. Cross-reactivity between herpes simplex virus glycoprotein B and a 63,000-dalton varicella-zoster virus envelope glycoprotein. Journal Virol 1985, 56: 3333-364.

Jing L et al. Extensive CD4 and CD8 T-cell cross-reactivity between alphaherpesviruses. J Immunol 2016, 196: 2205-2218.

〈脳内に起こる炎症と脳内免疫〉

Ransohoff RM, et al. Neuroinflammation: Ways in which the immune system affects the brain. Neurotherapeutics 2015, 12: 896-909.

第五章　統合失調症と単純ヘルペスウイルスＨＳＶ１

〈統合失調症の抗ウイルス薬治験は地域のＨＳＶ１感染率の影響を受ける〉

Prasad KM et al. Antiherpes virus-specific treatment and cognition in schizophrenia: a test-of-concept randomized double-blind placebo-controlled trial. Schizophr Bull 2013, 39: 857-866.

Tucker JD, Bertke AS. Assessment of cognitive impairment in HSV1 positive schizophrenia patients: Systematic review and meta-analysis. Schizophr Res 2019, 209: 40-47.

Dickerson F et al. The association between exposure to herpes simplex virus type 1(HSV1) and cognitive functioning in schizophrenia: A meta-analysis. Psychiat Res 2020, 291: 113157.

Bhatia T et al. Emotion discrimination in humans: Its association with HSV1 infection and its improvement with antiviral treatment. Schizophr Res 2018, 193: 161-167.

Breier A et al. Herpes simplex virus 1 infection and valacyclovir treatment in schizophrenia: Results from

the VISTA study. Schizophr Res 2019, 206: 291-299.
Deshpande SN, Nmgaonkar V.L. Exploring the associations of herpes simplex virus infection and cognitive dysfunction in schizophrenia: Studies in India. Indian J Psychiat 2018, 60: 393-397.

第六章　言語能力による早期アルツハイマー認知症発見法

Eyigoz E et al. Linguistic markers predict onset of Alzheimer's disease. EClinical Medicine 2020. DOI:https://doi.org/10.1016/j.eclinm.2020.100583.
Satizabal CL et al. Incidence of dementia over three decades in the Framingham Heart Study. N Engl J Med 2016, 374: 523-532.

終わりに

Herrup K. How Not to Study a Disease-The Story of Akzheimer's. 2021, MIT Press. カール・ヘラップ　アルツハイマー病研究、失敗の構造　梶山あゆみ訳　二〇二三、みすゞ書房

著者略歴

松下　哲（まつした　さとる）

1954 神奈川県栄光学園高等学校卒業
1960 東京大学医学部医学科卒業
1961 米国空軍立川基地病院インターン終了
1961 東京大学医学部付属病院第三内科
1968 米国マサチューセッツ州ボストン市タフツ大学ニューイングランド
　　メディカルセンター
1972 東京都養育院付属病院研究検査部臨床生理科長
1986 東京都多摩老人医療センター循環器科部長
1986 東京都老人医療センター研究検査部長
1997 東京都老人医療センター副院長
2008 東京都足立区社会福祉法人勝楽堂病院院長
2011-2019 千葉県習志野市大久保クリニック院長
2011- 千葉県市川市式場病院顧問

アルツハイマー認知症は抗ウイルス薬と
帯状疱疹ワクチンで予防できる

2024年6月7日　初版発行

著者　松下　哲
発行・発売　株式会社三省堂書店／創英社
〒101-0051　東京都千代田区神田神保町1-1
Tel：03-3291-2295　Fax：03-3292-7687
制作　プロスパー企画
印刷／製本　藤原印刷

ISBN978-4-87923-260-1　C0047